AF320009

DU
CHOLÉRA ÉPIDÉMIQUE

OBSERVÉ À CÉPHALONIE

EN

1850

PAR

C. PRÉTENDÉRIS TYPALDOS

*Professeur de Pathologie interne et Générale à la
Faculté de Médecine de Corfou
etc. etc. etc.*

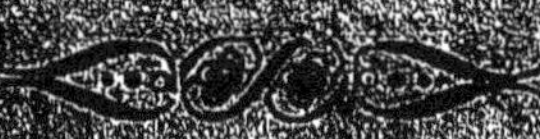

ATHÈNES

DU

CHOLERA EPIDEMIQUE

OBSERVÉ A CÉPHALONIE

EN

1850

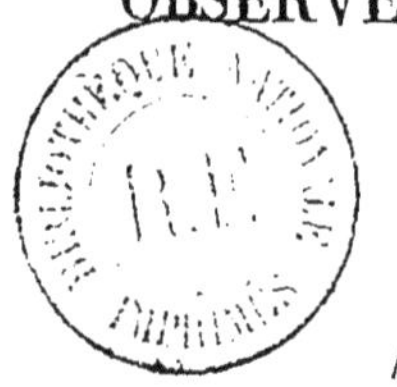

Par

C. PRÉTENDERIS TYPALDOS

*Prefesseur de Pathologie interne et Génerale à la
Faculté de Medecine de Corfoù
etc.   etc.   etc.*

ATHÈNES.

État sanitaire à Cephalonie depuis l'autonne 1849 et 1850.

L'ÎLE de Céphalonie placée entre le 38°,3—38°,30' degré, latitude boréale, et le 20°,30—20°,50, longitude vers l'Est (Meridien de Londres), est en grande partie converte de montagnes dont la plus élévée arrive à 1200 mètres au dessus du niveau de la mer. Cette île dont la population est environ de 70,000 âmes, possede plusieurs marais d'une étendue variable, dont les émanations rendent endémiques les fièvres d'accès.

A Céphalonie les hivers passent d'ordinaire mediocrement froids et peu humides. Le thermomètre dessend rarement à o dans les deux villes Argostoli et Lixuri, qui toutes les deux sont batties sur le bord de la mer.

Le printemps est toujours riche en changements brusques atmosphériques.

L'eté passe chaud et sec et sa brûlante atmoshpère est raffraichie vers le matin par une brise Sud-Ouest, et l'après midi par le vent de Nord.

Enfin en autônne une atmosphère humide chaude, chargée d'électricité, énervante, remplace la secheresse de l'Eté.

En 1849 les mois de septembre et octobre arriverent avec des pluies abondantes ; celles-ci continuerent presque sans interruption en novembre, decembre et les dix premiers jours de janvier 1850. Pendant ce long espace de plus de quatre mois la colonne baromètrique restait très-basse, et l'atmosphère chargée d'électricité. Le reste de l'hiver passa aussi, humide et froid. Le printemps humide et avec de frequentes variations de la temperature. L'Été arriva sec et chaud ; la chaleur en juillet devint étouffante. C'est au milieu de pareilles conditions atmosphèriques que quelques maladies ont pris chez nous une grande généralisation. Nous en donnerous içi un apperçu rapide.

PHARYNGO - AMYGDALITES.

Les amygdalites et pharyngo-amygdalites ont pris naissance avec le commencement de l'année 1850 ; Rares et sporadiques d'abord elles se sont généralisées par la suite. Franchement inflammatoires elles régnèrent d'une manière épidémique au printemps dans les villages de Livathó. Rares en été dans tout le reste de l'île, ces affections ont acquit une nouvelle intensité et forme dans certains villages de Thinée; en effet les habitants de ceux-ci ont eu en juin et juillet la visite d'une meurtrière Diphtherite : celle-ci rare chez les adultes attaquait de préference les enfants dont elle a fait de nombreuses victimes.

CROUP.

Cette meurtrière maladie a fait trois victimes dans la ville d'Argostoli en hiver 1849. Malgrés nos instances répétées pas un des parents ne se décida à soumettre son enfant à la trachéotomie. Le temps ne serà pas éloigné, si le croup continuerà à frapper chez nous, que par une triste experience les praticiens et les parents abandonneront leurs prejugés ; alors les uns n'auront pas peur à prescrire la trachéotomie dans les cas ou celle-ci est indiquée, et les autres ne s'y opposeront pas. (1)

---

(1) Le Croup, maladie inconue chez nous au dire de nos vieux praticiens à fait depuis trois ans que J'excerce la Medecine à Céphalonie (1847—1850) de nombrenses victimes.

J'ai vu en consultation avec M[r] le Docteur André Cazzaïtis un cas de Croup en 1847 chez la jeune fille C. agèe de sept ans, et habitant la ville de Lixuri. Peu de temps après une petite épidémie de croup eclata, dans cette même ville et dura tout L'Autonne.

COQUELUCHE.

Cette maladie commencée en 1849 elle a continué à reqner d'une manière épidémique à Argostoli tout l'hiver et le printemps 1850.

La durée de la coqueluche a été toujours longue et nous avons vu chez les enfants lymphatiques, des engorgements grandulaires, succeder à cette affection refractaire à tous nos moyens Thérapeutiques.

PNEUMONIES; PLEURESIES; BRONCHITES.

Rares les premières, peu frequentes les secondes, il n'a point été du même pour les dernières. Celles-ci generalisées et graves vers la fin du printemps, étaient accompagnées d'une grande prostration des forces.

FIÈVRES PALUDEENES.

Ces maladies endémiques dans le pays ont été rares en septembre, octobre et novembre 1849 ; rares aussi au printemps et pendant l'été 1850, à l'exception des villages d'Erysso et ceux de Pyllaros ; en effet ces fièvres y ont pris pour ainsi dire leur domicile de predilection en mai et juin. Là les accès febrils venaient accompagnés de vomissements et diarrhée, ces épiphénomènes arrivaient parfois avec une telle intensité, à constituer par leur presence les accés pernicieux.

AFFECTIONS DE L'APPAREIL GASTROINTESTINAL.

Les enterocolites ont été frequentes chez les enfants pendant les mois de janvier, fevrier et Mars.

Au printemps les diarrhées n'ont pas été rares chez les adultes, celles-ci sont devenues frequentes et généralisées en juillet et bientôt le cholera eclatà pour la première fois chez nous.

DESCRIPTION DE LA MALADIE.

CHAPITRE I.

ALTERATIONS PHYSIQUES.

§ 1. Periode Algide Cholérique.

Habitude exterieure. La maigreur extrême et l'alteration des traits des cadavres choleriques, sont deux phénomènes qui frappent au prémier abord, surtout quand on a
en vue le court espace du temps, qui a suffi pour produire
des changements pareils.

Il nous arriva maintes fois à ne pas reconnatre les cadavres appartenant à des individus, qui nous étaient bien
connus : tant l'alteration des traits était profonde ! Pour
cet effet il a suffi souvent le court espace de temps de cinq
à six heures et parfois une durée moindre de l'atteinte
grave cholerique.

Les cadavres des choleriques presentent le front ridé ; les
regions temporales excavées ; les pommettes saillantes ; les
joues avec des rides nombreuses et enfoncées ; la physionomie plus vieille ; autour des paupieres il y a un cercle
foncé en couleur parfois bleuâtre ; les yeux à demifermés
et profondement enfoncés dans leurs orbites ; les globes
oculaires tournés en haut, affaissés par la diminution des
liquides de l'œil ; la conjonctive avec reseau veineux gorgé
de sang parait rouge, et sèche ; la cornée transparente af-
faissée parfois concave, opaque et souvent recouverte d'un

enduit sec, qui decollé et mis dans l'eau devient mou et mucovisqueux ; le nez efilé, les ailes de cet organe abaissées et les poils des narines pulverulents ; la bouche à demi ouverte ; les lévres bleuâtres et affaissées. A peu d'exceptions près le tableau que nous venons d'esquisser se retrouve aussi sur la physionomie du vivant cholerique.

Dans tout le reste du corp il y a une notable diminution du volume des parties molles; Par l'effet de cet amaigrissement cholerique, les surfaces articulaires deviennent plus apparentes et le trajet des muscles se dessine sous la peau.

L'amaigrissement est bien plus notable aux mains et surtout aux doigts. La peau de la surface dorsale et palmaire se plisse ; ce plissement est de beaucoup plus manifeste à la pulpe des doigts ; Par ce fait la main et les doigts prennent l'aspèct, qui leur donnerait une macération prolongée dans l'eau.

La maigreur et plissement s'observent aussi aux membres inferieurs mais moins marqués qu'aux superieurs.

Les parois abdominales sont souvent concaves et comme accolées à la colonne vertebrale, parfois peu affaissées donnant dans ce cas une sensation d'empâtement sous la main qui les presse.

Couleur. Tous les cadavres choleriques présentent des taches livides plus on moins larges occupant les parties declives, et une coloration bleuâtre des ongles, des pulpes des doigts et des mains. Cette coloration bleuâtre existe aussi sur les orteils et les pieds mais presque toujours moins foncée que sur les mains et les doigts du même cadavre.

A part ces colorations on remarque parfois des taches plus on moins livides ou bleuâtres, disseminées sur le cadavre et independantes de la declivité, dans ce cas le tegument externe presente un aspect marbrè. Souvent on remarque sur le tegument externe des lignes bleuâtres qui dessinent le trajet des vaisseaux veineux gorgès d'un sang noirâtre.

Enfin chez certains cadavres observés peu de temps après la mort existe une coloration bleuâtre générale, la quelle diminue et en partie disparait quelques heures après.

Odeur. Les cadavres des choleriques exhâlent une odeur fade spermatique : celle-ci est très-manifeste quand le cadavre est encore sur son lit de mort. Dans ce cas l'odeur vient en grande partie des matières choleriques dont le lit est impregné.

Toucher Temperature. Les cadavres des choleriques examinés peu de temps après la mort donnent au toucher une sensation d'humidité visqueuse surtout à la face. Cette humidité tient à la sueur visqueuse, qui pendant la periode algide recouvre le corp des choleriques.

Un autre phénomène, qui pour être singulier, il n'est pas moins reel : il consiste à ce que les cadavres des choleriques morts à la periode algide, présentent une temperature plus élévée que celle constatée chez le vivant. Quand la rigidité cadaverique arrive, alors la temperature du cadavre est dejà en equillibre avec la temperature ambiante.

Mouvements après la mort. Une seule fois, peu de temps après la mort, nous avons observé sur un cadavre des mouvements irreguliers de flexion et extention des membres superieurs, ces mouvements étaient plus manifestes aux doigts.

Organes digestifs. La langue est large souvent bleuâtre, recouverte d'un enduit blanchâtre. Les veines ranines gorgées de sang noirâtre.

Dents. La surface des dents, parfois d'une couleur brunâtre.

Oesophage. La surface de la muqueuse recouverte parfois d'une matière cremeuse blanchâtre. Le système capillaire veineux gorgé de sang.

Cavité abdoninale. A l'ouverture de cette cavité s'exhâle une odeur fade spermatique, quand le cadavre n'est pas en putréfaction ; Notons le de suite, que la putrefaction des cadavres choleriques est assez tardive.

Point de serosité dans la cavité peritoneale ; la surface du peritoine est sèche, collante, poisseuse, comme enduite d'une substance gluante.

Tube digestif. Point de meteórisme ; l'Estomac rempli de liquides, ou bien vide et contracté. Deux fois nous avons vu cet organe avec des contactions partielles : ce qui lui donnait une forme biloculaire.

Nos autopsies n'ont pas presenté d'invagination, ni deplacement bien notable des anses intestinales. Deux fois nous avons vu des contractions partielles plus manifestes au Colon surtout à l'autopsie d'un Anglais mort à l'hôpital Militaire.

Le calibre des intestins diminué quand il n'y a que peu de liquide cholerique à leur interieur. Leur surface peritoneale, par l'effet de la stase sanguine est parsemée de rougeurs arborescentes, et souvent de plaques livides, avec ecchymoses sous-peritoneales.

Estomac. La muqueuse presente un plissement prononcé quand l'estomac est contracté ; dans les cas ou cet organe n'est que partiellement contracté la muqueuse apparait plissée dans les endroits qui sont en correspondance avec les contractions partiélles de l'organe. Cette muqueuse gastrique plissée ou non est tapissée d'une couche blanchâtre albumi-noide identique aux flôcons suspendus dans le liquide cholérique contenu dans l'estomac.

La muqueuse elle-même presente des rougeurs d'aspect pointillé, ou bien des arborisations par l'engorgement des vaisseaux. Ceux-ci contiennent du sang noirâtre, et dans leur voisinage parfois il y a de veritables ecchymoses.

La muqueuse elle même ne présente pas d'autre alteration, si ce n'est parfois vers le grand cul-de-sac un ramollissement dû a un effet cadaverique.

Dans la cavité de l'estomac il y a parfois une notable quantité de liquide, melange, des boissons, medicaments, et matière cholérique, ce cas est observé chez les cadavres des choleriques, morts après une longue durèe de la periode asphyxique, et non tourmentés jusqu'au dernier moment de leur existence par les vomissements. Chez les cholériques dont les vomissements ont persisté presque jusqu'au terme de leur vie, l'estomac était presque vide.

Duodénum. Intestin grêle. D'ordinaire le duodénum n'a présenté aucune alteration, à part une teinte jaunâtre biliaire, la quelle n'est pas constante.

Toute la surface interne des intestins grêles est tapissée par une couche plus ou moins épaisse d'une matière blanchâtre identique aux flocons du liquide cholérique.

La muqueuse intestinale dont le tissu conserve sa consistance normale presente des colorations arborescentes où par plaques plus ou moins étendues, rouges ou bien livides. Cette stase sanguine est souvent entremelée avec de veritables petites ecchymoses. La stase sanguine est toujours plus prononcée vers la fin de l'intestin grêle.

Les plaques de Payer et Brunner surtout celles du voisinage de la valvule Ileo-cœcale sont parfois boursoufflées; mais ce qui est le plus remarquable, c'est l'apparition sur la muqueuse intestinale d'un grand nombre de petits corps proëminents, durs ayant l'aspect des grains de millet : ceux-ci confluents vers la fin de l'intestin grêle, le deviennent moins abondants à mesure qu'on s'éloignent du voisinage de la valvule Ileo-cœcale.

Cette éruption apparait très promptement chez les choleriques. Nous l'avons vue confluente dans un cadavre d'un cholerique mort dans le court espace de temps de quelques heures. La confluence de cette éruption à la quelle on a donné le nom de psorenterie n'est pas en rapport avec la gravité de l'attaque cholerique.

Les liquides contenus dans la cavité intestinale sont plus ou moins abondants, de quelques onces arrivent parfois à deux et trois litres ; cette abondance se trouve dans les cadavres des choleriques qui n'ont pas eu d'evacuations alvines pendant la durée de leur état algide. Ces liquides ont un aspect blanchâtre, et une odeur fade nauseeuse, spermatique, non excrementitielle. Ils contiennent en abondance des flocons blancs ; ceux-ci par le repos se précipitant au fond du vase laissent au dessus un liquide à reaction alcaline. (Herman l'a noté ordinairement acide).

Colon. Celui-ci contient une petite quantité de matières, quand les évacuations choleriques sont frequentes jusqu'aux dernières heures de la vie, dans le cas contraire ces liquides sont abondants. Leur aspect est blanc et floconneux grand le malade a été emporté rapidement à la periode algide.

La muqueuse intestinale presente des plaques rouges, livides, noirâtres et parfois quelques granulations milliaires.

Reins-Vessie. Le plus souvent les reins sont gorgés d'un sang noirâtre, d'autres fois ils apparaissent decolorés et comme anémiques à leur surface externe; a la coupe leur tissu est rouge livide.

La vessie des choleriques morts à la periode algide est contractée; Elle ne contient point d'Urine. La muqueuse vesicale est plissée, et parfois, mais rarement, tapissée d'une matière blanchâtre.

Chez les choleriques morts après une fausse réaction la vessie n'est pas vide d'urine.

Matrice. Le système veineux de l'uterus et de ses annexes est gorgé de sang noirâtre. Nous n'avons fait aucune autopsie de femmes enceintes mortes du Cholera.

Foie. Le système veineux de cet organe est gorgè par un sang noirâtre: ce que donne au tissu hépatique une coloration brune.

La visicule biliaire est distendue par une bile visqueuse collante comme mieleuse, peu colorée ou bien avec couleur foncée verdâtre.

Rate. Chez les choleriqus morts à la periode algide non interompue la rate parait petite et ratatinée; son tissu est alors sec et plus dur.

Organes de la Circulation; Sang. La cavité du pericarde ne contient point de serosité. La membrane sereuse est collante comme poisseuse.

Le cœur parait volumineux par le sang qu'il contient dans ses cavites droites. Les cavites gauches le plus souvent sont vides de sang, ou bien elles n'en contiennent que très peu. La cavite du ventricule gauche parait rapetissée par l'effet de la contraction des parois. Le sang qui remplit les cavités droites est noirâtre visqueux parfois il y a des petits caillots friables.

Le tissu du coeur est flasque et moins humide qu'à l'état normal. L'endocarde ne presente aucune trace d'imbibition, et par celà il conserve sa couleur normale.

Dans le système arteriel on ne roncontre qu'une très petite quantité de sang ; au contraire le système veineux est gorgé d'un sang noirâtre sirupeux, rarement il y a quelques petits caillots friables dans l'interieur des grosses veines. La membrane interne des veines est blanche, sans aucune imbibition cadaverique quand les cadavres choleriques sont examinés a une époque de non putrefaction.

Organes de la Respiration. Les cavités pleurales ne contiennent point de serosité. La plèvre elle-même est sèche poisseuse et collante au toucher.

Les poumons affaissés. Les canaux bronchiques contiennent des mucosites spumeuses. Le tissu pulmonaire anémique avec stase sanguine aux parties declives.

Système nerveux. Le système nerveux ganglionnaire n'a pas été examiné avec l'attention que reclame un sujet si delicat.

A la base du cerceau existe une petite quantité de serosité limpide incolore.

Le sereuse qui récouvre le cerveau est peu humide et en général collante.

Les sinus de la dure mère gorgés d'un sang noirâtre. Les vaisseaux des meninges gorgès de sang.

La surface cérébrale piquetée en rouge. A la coupe la substance de l'organe donne au toucher une sensation poisseuse collante. Cette substance parait plus ferme qu'à l'état normal, avec un piqueté rouge dû à la pleinitude et dilatation des vaisseaux, dont le sang, sous la pression, jaillit en goutelettes dificilement. Les ventricules cérébraux contiennent rarement de la serosité.

Le canal rachidien dans nos autopsies contenait une serosité limpide plus abondante qu'à l'état normal. Point d'alteration digne de remarque à la substance de la moelle. Les vaisseaux de la pie-mère gorgés de sang.

Système Musculaire. Le tissu des muscles plus sec qu'à l'état normal.

§ 2. Periode de réaction.

La période de réaction qui est la condition du salut des malades amène malheureusement bien souvent avec elle des alterations organiques diverses, qui à la rigeur ne tiennent pas à l'etat cholerique, mais bien aux congestions que la maladie realise pendant sa periode algide.

N'ayant pu faire des autopsies à cette periode, qu'il me soit permis de citer rapidement, ce qui a été noté par les observateurs dans les épidémies choleriques. «L'estomac, les » intestins grèles et le gros intestin ont été trouvés, enflam- » més avec ramollissement de la muqueuse et des ulcera- » tions. Les plaques de Payer et Bruner parfois enflam- » més ramollies et ulcerées.

» La rate volumineuse, livide ramollie et quelque fois » diffluente.

» Les Poumons enfflammés dans certains cas. (Rayer » Gendrin).

» Les meninges et le cerveau avec congestion sanguine, » rougeurs et piqueté telles qu'on rencontre aux inflam- » mations de ces organes.

» Parfois des collections dans les cavités sereuses.

» Enfin la dissolution et difflucnce du sang chez les indi- » vidus morts en état Typhoide.»

§ 3. Sang tiré pendant la vie.

Le degré de l'etat algide asphyxique influe d'une manière très-marquée sur les proprietés du sang cholerique. En effet le sang qu'on a à l'aide de la saignée ou des venteuses scarifiées, chez les choleriques en état algide non grave, il est d'une couleur foncée ; dans ce cas le sang des venteuses forme une masse noirâtre avec defaut de serosité ; celui de la saignée donne un caillot brunâtre avec serosité mois abondante qu'à l'etat normal.

Chez les cholériques en état algide prononcé, et avec anéantissement de la circulation peripherique, la section de la veine ne donne pas de sang, et si on en obtient une petite quantité à l'aide des pressions ou frictions sur le membre, et goutte à goutte, ce liquide est noir bitumineux sirupeux, se coagulant aussitôt sorti, sans separation de serosité, la quelle en realité est en defaut : ce qui est demontré aussi par les analyses chimiques.

Le sang des cholériques pris à cette periode algide et battu à l'air atmosphérique ne change pas sa couleur en rouge comme le sang normal ; en effet le sang cholérique absorbe peu et très difficilement l'oxygène.

Le sang tiré pendant la periode de réaction et ses suites n'est pas toujours de même aspect.

Au commencement de la réaction salutaire le sang coule facilement par la section de la veine, mais, il contient moins de serosité et il est aussi plus noir qu'à l'etat normal.

CHAPITRE II.

SYMPTOMES.

§ 1. Phénomènes Prodromiques.

Les recherches que nous avons faites sur des centaines d'individus choleriques, nous ont donné la preuve, que les attaques cholériques d'emblée et sans prodrômes, ne sont que très-rares et exceptionelles.

Presque toujours avant l'atteinte formelle de la maladie, il y a chez le futur cholérique certains dérangements fonctionnels d'une durée variable avant coureurs de l'attaque. Parmi ceux-ci la diarrhée est la plus constante et la plus proche de la scène cholérique. Cette diarrhée précède de quelques jours l'attaque, d'autres fois, ce qui est le plus rare, de quelques heures seulement.

Les matières rendues par la diarrhée sont d'abord fécales, ensuite sereuses, ou bien légèrement blanchâtres.

Les autres phénomènes, qui le plus souvent précédent le diarrhée même, et l'accompagnent toujours sont les suivants: borborygmes dans les intestins avec tension de l'abdomen et sensation de vide ou bien de plenitude à l'epigaste ; sentiment de faiblesse avec prostration des forces ; brisement dans les membres ; inappetence et absence de la sueur. Tous ces phènomènes qui avec la diarrhée caractérisent la Cholerine n'ont pas été l'appanage des futurs cholériques seulement, mais bien aussi de tous les habitants du théatre cholérique. Ces phenomènes devenaient plus intenses quand l'épidemie cholérique acquerait de l'intensité et généralisation, et ils n'ont cessé de tourmenter la population qu'après la cessation de l'épidemie cholérique elle-même.

Revenant aux cholériques nous pouvons affirmer que dans

l'épidémie qui nous occupe, à peu d'exceptions près, l'attaque cholérique a été toujours précédée par des symptômes de cholérine, et ce fait est d'une immense valeur pour la thérapeutique.

En arrêtant la marche de ces prodrômes par les moyens hygiéniques et pharmaceutiques, on arrive à sauver le patient du grand danger qui le menace : ainsi le médecin consciencieux ne doit pas se borner à soigner les cholériques qui reclament ses soins, mais aussi insinuer aux autres de reclamer le plus vite les conseils de l'art, pour la guérison des prodrômes.

§ 2. Début. Période algide, asphyxique.

Dans l'immence majorité des cas le vomissement simultané à la diarrhée a ouvert la scène cholérique, en même temps malaise général, anxiété et parfois des crampes.

Dans certains cas le choléra débuta avec des sifflements dans les oreilles, étourdissements et quelques selles diarrheiques. Cette forme de début a coïncidé chez nous avec les jours par excellence cholériques, alors que les attaques ont été nombreuces, graves et d'emblée cyaniques.

A l'époque ou l'épidémie faisait des ravages au quartier Nord-Est de Lixuri (Potami), deux hommes bien constitués et dans la force de l'âge, en souriant et sans nullement se préoccuper de leur état, vinrent me consulter chez moi, se plaignant de malaise, d'etourdissements et de deux selles diarrhéiques qu'ils auraient eu depuis peu. A leur recit nous avons cru leur indisposition légère. Quelques heures plus tard appellés chez eux à la hâte, nous les avons trouvés dans un état très-grave foudroyés, pour ainsi dire, par le choléra.

Ces deux cas nous ont appris à être plus reservés, et la triste réalité nous demontra ensuite que pendant l'épidémie à Potami les sifflements dans les oreilles et les étourdissements du début ont été le prélude d'une extrême gravité et d'une prompte mort.

A la même époque nous avons vu une grave attaque cholérique succéder à un accès hystérique. J'ai vu une femme dans son accès nerveux : en me voyant près d'elle, elle m'a dit « je n'ai rien ; je suis sujette à de pareilles souf- » frances.» Cinq minutes plus tard le choléra éclata et devint mortel dans l'espace de sept heures.

Le Choléra éclate d'ordinaire pendant la nuit, le jour n'est pas aussi richement partagé à cet égard, et encore des heures nocturnes les plus privilégiées sont celles après minuit.

Cette apparition nocturne rend plus grave la maladie par le défaut des soins aux premiers instants de l'attaque. Les personnes qui habitent seules, ou bien au milieu d'une famille peu nombreuse, atteintes du choléra, ne peu- vent pas avoir les secours et l'assistance de leurs sembla- bles ; secours, qui utiles et efficaces an début, deviennent malheureusement inutiles quand ils sont prodigués quelques heures plus tard ! De ces personnes solitaires sont mortes plusieures pendant le cours du choléra à Lixuri, sans qu'el- les aient eu, au moins, la satisfaction de dire un dernier adieu à leurs parents et amis. Il m'est arrivé maintes fois de trouver, en passant, les portes fermées de certaines maisons rez-de-chaussée, à l'intérieur des quelles existait un et parfois plus d'un cadavre cholérique.

Parfois une entière famille frappée pendant la nuit par le choléra, présentait le matin le triste spectacle de morts agonisants et d'autres plus ou moins malades, luttant sans aucun secours avec la souffrance et la mort.

Un lugubre spectacle nous avons vu dans l'arrondisse- ment Archange de Lixuri. Une famille de 12 personnes avait fait la veille la perte d'un de ses membres par le cho- léra. La nuit suivante toute cette famille, à part le vieux père, frappée par le choléra lutta inutilement avec la mort de la quelle n'ont echappé que deux petits enfants en bas âge. Le malheureux vieux père pleurant son grand malheur, n'a ouvert sa porte le matin que pour montrer déserte sa maison, et rendre les derniers devoirs à ceux qui ont été enlevés à son amour et à sa vieillesse.

Période algide. Celle-ci maintes fois acquiert en peu de temps son maximum d'intensité et tue le malade ; d'autres fois au contraire elle ne présente que des symptômes legers. Entre ces deux extrêmes il y a mille et mille variantes moyennes. Le malheur est que peu d'heures sont suffisantes, le plus souvent, à faire passer à l'état le plus grave un cholérique, qui au début paraissait légèrement, ou peu gravement atteint.

Dans la marche du choléra le mal arrive vite et en galoppant, le mieux ne suit pas la même route: celui-ci n'arrive que lentement, et il est toujours équivoque ; il ne faut que peu pour que le patient retombe dans un nouvel abîme. Telle est la physionomie de cette période algide, la quelle une fois traversée, porte le cholérique dans une nouvelle phase, non moins pénible, épineuse et pleine de dangers.

Les symptômes qui appartiennent à cette période algide asphyxique sont multiples et variés. Nous tacherons de les décrire en les suivant aux différens appareils de l'économie dans l'ordre de leur apparition, succession et progrès.

Organes digestifs. Diarrhée. An début de l'attaque cholérique, les borborygmes sont plus prononcés et la diarrhée arrive plus abondante que la prodromique. Les premières selles donnent des matières excrémentitielles liquides, ou bien bilieuses ; bientôt la diarrhée devient séreuse, blanchâtre et véritablement cholerique : Celle-ci vient ordinairement sans coliques ni ténesme.

Les évacuations alvimes se succèdent avec rapidité et sont nombreuses à être comptées par dixaines ; mais ce n'est pas toujours ainsi. Il y a des cas dans lesquels pendant la période algide les selles sont en très-petit nombre. Nous avons vu des cas mortels chez les quels le nombre des selles a été de trois, quatre ou cinq.

A mesure que l'état algide fait des progrès les évacuations deviennent involontaires, et quand l'état d'asphyxie est bien prononcé ces évacuations cessent chez la plupart des malades. Cette cessation des évacuations coïncide avec celle des pulsations artérielles, le froid glacial du corps et le collapsus ; c'est à dire, qu'elle apparaît justement à l'époque de l'arrêt de la circulation periphérique vivifiante, et de la diminution ou bien cessation de la contractilité et de l'innervation qui sont les principes du mouvement et de la vie.

Chez certains cholériques les évacuations se font jusqu'aux derniers instants de la vie ; et leurs intestins restent vides après la mort. Chez d'autres les liquides cholériques non expulsés s'accumulent dans la cavité intestinale.

Le liquide des évacuations véritablement cholériques est blanchâtre, imitant la decoction du riz. Dans ce liquide nagent suspendus un grand nombre de flocons blanchâtres ; par le repos ces flocons se précipitent au fond du vase.

Deux fois nous avons vu le liquide des évacuations rougeâtre par la présence de globules sanguins. Les malades étaient en état asphyxique et agonisants.

Les déjections cholériques n'ont nullement l'odeur excrémentitielle, mais une odeur fade nauséeuse comme spermatique.

Nausées, vomissements. Les nausées et les vomissements suivent et accompagnent le diarrhée. Dans l'immensité des cas le vomissement ouvre la scène cholérique; les premières matières vomies sont celles contenues dans l'estomac, parfois mêlées avec un peu de bile. Peu après d'autres arrivent blanchâtres, floconeuses, véritablement cholériques.

Dans quelques cas nous avons vu les vomissements être bilieux pendant toute la durée de la période algide. Ces cas malgré leur apparences graves n'ont point tardé à avoir une réaction salutaire et passer promptement à une bonne convalescence.

Les vomissements sont en général très-fréquents et fatiguent beaucoup les malades. Chez quelques-uns ils passent à l'époque du collapsus.

Le vomissement s'effectue avec moins de peine et d'angoisse quand il y a de quoi vomir dans l'estomac ; mais ce n'est pas de la sorte quand l'estomac est vide; alors les malades font des efforts à faux, et éprouvent des angoisses et une fatigue qui abattent leurs misérables forces.

Langue, appétit. La langue qui au début de l'accès cholérique ne présente rien d'anormal, ou tout au plus une légère couche blanchâtre à sa surface, cet organe conserve sa largeur naturelle pendant toute la durée de la période algide, par le progrés de la quelle l'organe se couvre d'une salive visqueuse, collante, épaisse. A la période asphyxique la langue à cause de la stase sanguine devient bleuâtre, alors elle est froide au toucher. L'appétit est nul.

Dents. Ceux-ci par le progrès de l'attaque algide se dessèchent et se couvrent d'un enduit visqueux collant ; leur couleur dans le fort de la cyanose apparaît parfois bleuâtre.

Salive, soif. Les cholériques sont tourmentés d'une soif inextinguible, demandent avec avidité les boissons froides, et ils en avalent avec précipitation de grandes quantités ; après la satisfaction de ce besoin impérieux ils sont d'ordinaire tourmentés avec les angoisses de la nausée et du vomissement.

Par le progrés de la période cholérique la secrétion de la salive est diminuée: celle-ci devient collante.

Abdomen. Au début de l'attaque il y a une légère tension à la région épigastrique et au reste de l'abdomen. A la percussion il y a un son tympanique. Plus tard les parois abdominales sont contractées et en général concaves. Quand le collapsus est arrivé il n'est pas rare de voir les parois abdominales flasques, donnant à la palpation une sensation d'empâtement: ce qui arrive quand dans l'intérieur du tube intéstinal il y a une quantité notable de liquides cholériques.

Aspect extérieur des cholériques. Dès le début de la période algide la physionomie des malades présente quelque chose de particulier, qui exprime à la fois l'inquiétude et la souffrance.

L'aspect des cholériques devient caractéristique. Le front est ridé; autour des paupières, surtout à la partie inférieure existe une auréole foncée en couleur, parfois bleuâtre : celle-ci par les progrès de l'état algide s'élargit et arrive jusqu'aux pommettes; Les yeux enfoncés dans les orbites; le regard égaré; le globe occulaire avec des mouvements sémi-circulaires se cache en demi, en haut sous la paupière supérieure; la conjonctive rougeâtre par l'injection des veinules capillaires. Quand l'état algide est intense et prolongé, les yeux prennent une expression stupide, et la cornée se couvre d'un mucus filant: celui-ci desséché chez les malades en collapsus forme sur la partie découverte de l'organe visuel une couche brunâtre.

Le nez est effilé; les régions temporales et toute la face paraissent amaigries; les joues ridées; les lèvres amincies et plus ou moins bleuâtres; les dents à l'état asphyxique prononcé se couvrent d'un enduit visqueux qui par la dessication devient brunâtre.

Ces traits caractéristiques de la physionomie cholérique sont peu apparents dans les cas légers, au contraire très-manifestes dans les cas graves; ces changements de la physionomie des malades arrivent parfois si vite, qu'à peine laissent-ils le temps à l'observateur de suivre leur marche.

Les malades paraissent plus vieux de leur âge, et parfois méconnaissables. Maintes fois nous n'avons pas pu reconnaître des personnes qui du reste nous étaient bien connues.

Après la face, les membres sont ceux qui présentent les changements les plus dignes de remarque. Les membres paraissent amaigris, par suite les articulations deviennent distinctes et paraissent grosses.

Les pieds et les mains sont amaigris et comme squelettisés. Cet amaigrissement est plus constant que celui de la face, et il existe même chez les cholériques à atteinte peu grave; il est toujours plus prononcé aux mains. A part l'amaigrissement il y a constament un plissement de la peau, plus prononcé à la pulpe des doigts et un peu moins aux orteils: plissement qui donne à ces extrémités l'aspect qu'elles auraient eu après une longue macération dans l'eau.

La peau des cholériques à la période algide, surtout celle des membres, perd petit à petit son élasticité jusqu'à l'abolition complète de cette propriété. Les plis faits par la peau pincée, ne s'effacent que lentement quand l'élasticité du tégument externe n'est que diminuée; ils ne c'effacent pas quand cette propriété (l'élasticité) est abolie, ce qui arrive ordinairement quand les malades sont en état de collapsus.

Circulation, température. Au début de la période algide les battements du coeur sont plus fréquents, 100 à 104 par minute. A mesure que l'état cholérique fait des progrès, l'impulsion cardiaque descend au dessous de l'état normal devenant faible, flasque et parfois à peine sensible. Cet anéantissement progressif de la contraction cardiaque s'associe souvent à quelques irrégularités dans les battements, et souvent les malades se plaignent d'une espèce de serrement ou constriction qu'ils rapportent au coeur, et dont le véritable siège nous paraît être dans les espaces intercostaux.

Si on ausculte le cœur quand il y a des battemens faibles, et comme anéantis, où perçoit les claquements valvulaires faibles, lointains et comme éttouffés. Le coeur anéanti dans sa force, imite une machine qui est prête à arrêter son action, et en effet cet état de l'organe central de la circulation est le prélude de l'arrêt de son activité.

Le pouls, à part la fréquence, ne présente rien de caractéristique au début de l'accès cholérique, il devient petit, serré, filiforme et à peine sensible par le progrès de l'état algide; quelquefois il ne donne que des pulsations faibles, flasques, ondulentes, dont quelques-unes échappent tout-à-fait à la main la plus experimentée; enfin la pulsation radiale disparaît, dans ce cas les battements artérielles persistent encore dans les grosses artères plus voisines du cœur: celles-ci aussi ne tardent pas à avoir le même sort, et ainsi toute circulation periphérique artérielle cesse à l'état algide asphyxique.

L'arrêt de la circulation artérielle periphérique arrive chez quelques-uns très-promptement et presque au début : ce quoi est d'un très-mauvais augure, et en peu d'heures les malades vont au tombeau. Le plus souvent ce n'est pas de la sorte, et la circulation n'est anéantie que quelques heures après l'atteinte cholérique.

Si on excepte la forme cyanique d'emblée, chez tous les autres cholériques la circulation veineuse ne présente pas des dérangement appréciable au début ; avec la marche ascendante de la période algide arrive une stase veineuse dans les capillaires éloignés du coeur. Cette stase sanguine donne

surtout aux mains, aux doigts, aux ongles, une couleur foncée livide, bleue, parfois noirâtre.

Les pieds et les orteils présentent le même aspect, mais
un peu moins prononcé.

Auréole bleuâtre autour des yeux; lèvres livides bleuâtres,
et parfois sur tout le tégument externe des plaques livides
bleuâtres disséminées contrastant avec la couleur du tégument voisin, et donnant ainsi à l'extérieur du cholérique un
aspect marbré. Dans quelques cas rares et rapidement mortels il y a une couleur foncée généralisée tellement forte que
les malades ne paraissent plus appartenir à la race blanche.

Par la marche ascendante de l'état algide asphyxique il
se forme un surplein dans des veines d'un certain calibre :
celles-ci apparaissent sous la peau turgescentes imitant des
cordons bleuâtres.

Au début de l'attaque cholérique si on pratique la section d'une veine, on peut avoir un jet· d'un sang noirâtre,
mais il n'en est point ainsi quand l'état algide est prononcé,
alors par là saignée on ne peut avoir que très-peu de sang
et celui-ci goutte à goutte. Il m'est arrivé maintes fois de
faire une large ouverture à la veine sans pouvoir obtenir
que quelques goultes d'un sang noir, visqueux et épais ;
d'autres fois par les ventouses scarifiées n'avoir que quelques gouttes de sang. Les cholériques chez les quels nous
avons observé ces faits, étaient ceux, qui ont présenté la
forme cyanique foudroyante, dont malheureusement nous
avons eu de fréquents exemples dans l'épidémie de Lixuri.

Les cholériques au début de leur mal se plaignent d'un
sentiment de froid général et intense; arrivés à l'état algide
ils n'ont plus la conscience de leur véritable refroidissement
glacial, du moins ils ne n'en plaignent pas.

Nous n'avons point fait de recherches thermométriques
sur la température des cholériques ; le fait est que leur réel
refroidissement commence par les extrémités et gagne ensuite le corps. Quand l'attaque est grave le refroidissement
glacial arrive vite.

Sueur. Cette secrétion est abondante. Dès le début et
pour toute la période algide une sueur froide, visqueuse

collante recouvre le corps et surtout la face. Chez certains cholériques nous avons observé une telle abondance de la sueur, qu'on avait à peine le temps de les changer de linge; dans ces cas le pronostic a été toujours très-grave.

Urine. Cette secrétion manque constamment dès le début de l'attaque cholérique et la période algide. Avec la réaction, l'urine commence à se secréter, et celà est d'un bon augure pour le salut du malade.

Respiration. Dès le début de l'attaque la respiration devient un peu fréquente. Avec le progrès du mal elle devient gênée, anxieuse ; les malades sentent le besoin de respirer, ils s'en plaignent beaucoup, et pour arriver à satisfaire leur dyspnée, ils font de fréquentes et larges inspirations. dilatant leur cavité thoracique. Aucune lésion du poumon n'explique cette gêne respiratoire. La resonnance du thorax est bonne, l'air pénètre partout, seulement le murmure vésiculaire est un peu faible.

Au début de la periode algide l'air expiré n'est pas froid, plus tard quand l'algidité est prononcée l'air expiré est froid ; ce phenomène coïncide avec l'arrêt de la circulation periphérique.

La voix des cholériques avec la marche ascendante de l'état algide, devient faible, ensuite profonde, cassée et presque étteinte, et à un tel point que les personnes qui sont près des malades ont de la peine à la distinguer. Cette voix cholérique a quelque chose de particulier et caractéristique.

Innervation. Dès le début de l'attaque cholérique les malades se plaignent d'une grande faiblesse, de malaise général, d'inquiétude ; ils tournent et retournent sur leur lit, portent leurs membres supérieurs à droite et à gauche et changent souvent de place. Aux approches des vomissements leur inquiétude augmente, et après avoir vomi ils restent comme anéantis pour quelque temps, après quoi nouvelle inquiétude et nouveaux vomissements arrivent. Parfois les malades se plaignent d'un sentiment pénible de constriction et de mouvements convulsifs du diaphragme.

Avec le progrès de la période algide arrive la prostration, l'affaissement et le complet anéantissement des forces, le collapsus cholérique; avec cette espèce de mort apparente, se calment presque tous les symptomes pénibles qui ont tourmenté le malade pendant sa longue et pénible période algide.

Crampes. Névralgies. Les cholériques dès le début de leur mal ou bien peu après, commencent à éprouver des contractions douleureuses dans différens muscles du corps. Le siège de prédilection de ces pénibles contractions douloureuses sont les muscles jumeaux, toutefois les autres parties du corps ne sont pas épargnées. Nous avons vu les muscles de la cuisse, des bras et parfois ceux de l'abdomen être pris de crampes. Quand la crampe arrive le muscle se contracte, devient dur et parfois proéminent en guise de tumeur. La durée de cette contraction n'a rien de fixe, tantôt elle est passagère, d'autres fois plus ou moins prolongée.

Ces crampes rares chez les uns, fréquentes et multiples chez d'autres se faisant parfois aux fléchisseurs ou extenseurs des doigts et des orteils, y determinent des flexions et extensions irregulières. Quand le collapsus arrive les crampes cessent de se manifester.

Certains cholériques accusent une douleur déchirante atroce vers la région précordiale, d'autres, mais en petit nombre, ont eu une osphyalgie intense, dans ce cas la douleur de la région lombaire s'irradiait vers les parois abdoninales et la cuisse.

Tournoiements. Étourdissements. La pésanteur de tête, les tournoiements et les étourdissements ont précedé parfois l'attaque cholérique; chez quelques uns, ces phenomènes ont accompagné aussi la période algide. Chez certains malades les tournoiements de tête et les étourdissements étaient continuels et dans toutes les positions; chez d'autres ces phénomènes, apparaissaient ou devenaient plus forts quand les malades quittaient la position horizontale.

Défaillances. Les cholériques tombent souvent en défaillance après les vomissements, ou bien quand ils font quelque effort pour changer de place.

Intélligence, peur de la mort. Au milieu de cette longue série de souffrances de la période algide le cholérique conserve le plus souvent jusqu'au dernier souffle de son éxistence l'intégrité de son intélligence ; celle-ci ne se trouble que quand le collapsus arrive avec forte congestion vers le cerveau. Le malheureux cholérique au milieu des angoisses physiques conserve la pleine conscience de son misérable état, et de la lutte qu'il fait avec la mort : ainsi la plupart sont tourmentés par la peur de la mort, d'autres tombent dans une grande tristesse ; certains autres resignés à leur sort appèllent à leur secours l'assistance de Dieu et celle de leurs semblables ; d'autres tombent dans des accès du desespoir les plus terribles : enfin à coté de ceux-ci il y en avait chez nous des méfiants qui ont refusé tout traitement craignant d'être empoisonnés.

A Céphalonie le peuple dès le commencement de l'épidémie a eu la follie de croire à l'empoisonnement par les médicaments. Le fait suivant donnera une idée de ce qui se passait alors à Céphalonie. Un garçon boulanger pris de diarrhée, vint me consulter. Par l'administration de trois pilules contenant de l'opium la diarrhée cessa. Quelques jours plus tard nouvelle diarrhée et plus forte. Une double dose des mêmes pilules a été prescrite. Cette fois-ci le malade après la seconde pilule, et au milieu de la nuit, pour étancher sa soif avala une grande cruche d'eau froide ; soit par cette cause soit par la marche de la maladie elle même, quelques heures plus tard le choléra éclata chez lui. Bien gravement malade il a refusé de voir quelque médecin. Vers midi passant par hasard de la maison ou il était, j'ai vu plusieures personnes assenblées à l'entrée de la porte. Par curiosité j'ai voulu y entrer. A ma vue le malade, jeune garçon de vingt ans, s'inquiéta et a voix basse et sépulcrale il m'a adressé les paroles suivantes :

«Ne m'approchez pas. Laissez moi mourir en paix. Je ne »vous ai rien fait de mal pour me donner le poison avec »vos pilules.»

J'ai prié les assistants de m'aider a être utile à ce pauvre malheureux. A cette prière j'ai eu pour reponse des injures. Enfin pour arriver à quelque résultat j'ai cherché au malade de me remettre les pilules restantes, heureusement il y en avait quatre. D'un seul coup j'ai avalé les deux devant tout le monde assistant: ce quoi m'a remis un peu dans leur confiance. Le malade se decida à faire mes prescriptions sous condition de rester près de lui: ce que j'ai fait; la reaction salutaire arriva et le malade guérit.

Sommeil, sensations. Pendant toute la période algide les cholériques sont tourmentés par l'insomnie. Celle-ci est encore persistante quand même ces pauvres malades anéantis par les souffrances restent glacés et immobiles sur leur lit.

Les cholériques accusent ordinairement des bourdonnements, tintements et sifflements aux oreilles, par le progrès de l'algidité il y a parfois diminution de l'audition.

La vue présente aussi des troubles variés : ce sont des éblouissements plus on moins marqués, d'autres fois les objets apparaissent au malade comme recouverts d'un voile. A la période algide avancée nous avons vu quelquefois la perte complète de la vue, persistante ou bien par intervalles. Une seule fois chez une jeune dame la perte de la vue arriva sans algidité prononcée.

La sensibilité de la peau intacte au début, devient obtuse avec les progrès de l'état algide asphyxique, surtout s'il y a une forte congestion au cerveau; dans ce cas les sinapismes ne sont pas perçus, et les corps chauds arrivent jusqu'à la brûlure, sans la conscience du malade.

Collapsus; agonie. La longue et pénible série des symptomes cholériques aboutit dans les cas graves à l'anéantissement complet, qui constitue le collapsus cholérique. Arrivés à cet état les malades restent couchés sur le dos, immobiles et insouciants à tout ce qui se passe autour d'eux; leurs yeux sont sans expression, parfois hagards. Dans cet état ils ne se plaignent plus de leurs souffrances. Il n'ont plus de vomissements ni diarrhée; questionnées, ils repondent qu'il se sentent bien. Tout leur corps est d'un froid glacial. Leurs membres et leur tête tombent de leur propre poids s'ils ne sont point soutenus, et de plus ils conservent la place qui leur a été donnée par les assistants.

La circulation périphérique est arrêtée. Le côma arrive, la respiration petit à petit se ralentit, et devient râlante. La mort vient après une durée plus on moins longue de cette agonie, qui traîne plusieures heures.

Le collapsus cholérique est le terme auquel aboutit la période algide des cas graves. A Lixuri souvent le collapsus arrivait après 6 à 7 heures, ordinairement après 12 à 15. L'apparition tardive du collapsus donne plus de prise à l'action des soins thérapeutiques.

Chez quelques cholériques l'agonie n'a pas été si tranquille, chez ceux-ci aux approches de la mort arrive une grande inquiétude après laquelle l'éternel repos.

En résumé, la diarrhée blanche floconeuse d'une odeur nauséabonde, spermatique; nausées; vomissements blancs; altération profonde des traits; amaigrissement considérable; aspect cadavérique; soif; inappétence; sentiment de malaise général, surtout vers l'épigastre; cessation de la secrétion urinaire; crampes; osphyalgie; cardialgie; sentiment de faiblesse; inquiétude; anxiété; dyspnée; voix cassée, éteinte, sépulcrale; pésanteur de tête; étourdissements; tournoiements de tête; défaillances; bourdonnements; tintements, sifflements dans les oreilles; éblouissements; perte de la vue; terreur de la mort; tristesse, résignation ou désespoir; conservation de l'intélligence; sueur abondande visqueuse; refroidissement des extrémités et de tout le corps en général; refroidissement de la langue; faiblesse de la circulation périphérique artérielle; perte complète du pouls; stase veineuse; état livide des extrémités; lèvres bleuâtres; auréole des paupières livide bleuâtre; langue bleuâtre; haleine froide; cyanose générale; plissement de la peau aux extrémités; perte de l'élasticité de ce tégument; diminution et parfois abolition de la sensibilité; coma; respiration lente, enfin râlante; mort. — Tels sont les phénomènes principaux de cette période algide si terrible et si meurtrière !

Formes de la période cholérique.

Dans une forme légère de la maladie, les cholériques ont présenté les symptômes suivants:

Sentiment de plénitude vers l'épigastre; soif; borborygmes; légères douleurs abdominales; diarrhée; vomissements; anxiété étourdissements; absence d'urine; petitesse du pouls sans refroidissement marqué du corps; point de notable altération de la physionomie.

Cette forme légère a été fréquente vers le declin de l'epidémie, et dans quelques localités vers le début; dans ce dernier cas a été le village Davgata. La guérison des malades était la règle générale, et tous ceux qui ont soigné les premiers malades à Davgata ont acquis une grande renommée, mais éphémère, car quelques jours plus tard l'épidémie y éclata forte, et les malheureux habitants de ce village ont été décimés par le choléra ; alors les guérisseurs infaillibles ne guérissaient plus.

Dans une autre forme légère, les vomissements et la diarrhée ont toujours conservé le caractère bilieux.

Dans une autre forme fréquente chez les vieillards les vomissements ont été rares, la diarrhée abondante et compagne des autres phénomènes cholériques. A part quelques rares exceptions tous ces vieillards ont été conduits au tombeau.

La forme, qui dans le fort de l'épidémie a été la plus fréquente et meurtrière a été celle qui dans un court espace de temps conduisait à l'état algide asphyxique.

Enfin une dernière forme, brusque dans son apparition, et foudroyante à sa marche, a été celle dans la quelle quelques minutes après l'attaque et comme d'emblée arrivait la cyanose générale, l'arrêt de la circulation, l'état glacial, une grande anxiété et enfin une prompte mort. Pendant l'épidémie de Lixuri surtout dans les arrondissements de Potami cette forme a été très fréquente, et toujours nous l'avons vue mortelle, et rapidement.

§ 3. Période de réaction.

Cette période prompte à son apparition et sans orages successifs dans les cas légers, ne l'est nullement dans les cas graves.

Les atteints légèrement par le choléra passent à la convalescence après une prompte et graduelle disparition des phénomènes cholériques. Dans les cas graves la réaction ne vient pas si simple et facile. Chez ceux-ci la réaction arrive plus ou moins complète, tantôt trompeuse et insidieuse, tatôt avec persistance de quelques-uns des phénomènes de la période algide, d'autres fois enfin associée avec des manifestations pathologiques graves qui conduisent un grand nombre de ces malades au tombeau.

Chez les cholériques en état algide asphyxique, les phénomènes qui se succèdent jusqu'au rétablissement de la réaction, sont les suivants.

La circulation artérielle periphérique, dont l'arrêt complet existait, commence à reprendre un peu ; Le pouls donne d'abord quelques mouvements vermiculaires incertains et peu sensibles ; Cette étincelle de vie periphérique souvent s'éteint de nouveau par l'interruption des soins prodigués aux malades. Avec la marche ascendante de la réaction, ce pouls incertain et parfois comme intermittent prend un peu plus de certitude et un peu plus de force. La circulation artérielle gagnant toujours du terrain arrive à donner un pouls plus fréquent qu'à l'état physiologique, mais petit, faible et sans resistance sous la main qui explore.

Chez quelques uns cet état du pouls reste stationnaire pendant toute la période de la réaction ; chez d'autres il acquiert un caractère ondulent ; enfin chez un bon nombre il devient fort et large.

Avec le rétablissement de la circulation periphréique l'état glacial du corps commence à diminuer, d'abord sur le tronc et ensuite aux extrémités ; plus tard une chaleur légère prend la place de l'algidité, mais en géneral la température reste au dessous de la physiologique, si se n'est dans quelques cas exceptionnels, où elle s'élève comme dans l'état fébril.

Avec le retour de la circulation et de la chaleur l'état livide des extrémités et la cyanose des autres parties du corps disparaissent. Chez les cholériques à réaction forte fébrile, il y a une animation des yeux et de la face.

Le sang veineux n'est plus aussi noir et visqueux : ce qui rend facile son écoulement par la saignée, et cela d'autant plus facile, que la circulation artérielle est bien rétablie.

Les battements du coeur et les claquements valvulaires petit à petit acquièrent de la force, deviennent plus sensibles, mieux frappés et même forts dans les cas ou la réaction ascendante donne au pouls de la force et de l'ampleur.

A mesure que la calorification reprend sa place, la sueur collante et froide de l'état algide disparaît, parfois une moiteur générale recouvre le corps : ce qui a été un phénomène d'un bon augure et salutaire ; cette moiteur a manqué chez les cholériques dont la réaction a été accompagnée d'une chaleur fébrile ; dans ce dernier cas la sécheresse du corps a remplacé la sueur visqueuse algide.

A réaction commençante les cholériques ne rendent pas d'urines : celles-ci ne viennent qu'a réaction avancée, d'ordinaire ces malades commencent par rendre quelques gouttes d'urine, ensuite une plus ou moins grande quantité : celles-ci sont mediocrement colorées, et par le refroidissement déposent des nuages muqueux.

Le rétablissement graduel de la circulation et calorification porte avec lui le retour de l'élasticité de la peau, la graduelle diminution et disparition du collapsus, la diminution de l'altération de la physionomie, la cessation de la dyspnée : ainsi les inspirations deviennent restauratrices, et donnent ce bien-être, qui accompagne toujours la satisfaction de cet impérieux besoin de respirer ; bien-être qui n'est apprecié que par ceux qui ont eu la privation de cette vitale fonction, et tels sont les pauvres cholériques. La voix devient distincte et nette, et l'air expiré reprend sa température normale.

Par les progrès de la réaction la langue reprend sı couleur vermeille, et la salive perd la viscosité de la période algide. La bouche et la langue se dessèchent, et celle-ci se couvre d'un enduit épais quand la réaction est fébrile.

Chez certains cholériques au début de la réaction les vomissements reparaissent, et cessent de nouveau quand la réaction est bien avancée. Chez d'autres ils ont persisté avec une grande ténacité. Les liquides rendus par ces vomissements d'ordinaire contenaient de la bile, et en petite quantité ou bien avec absence de flocons cholériques.

Le hoquet souvent a tourmenté les cholériques; il prenait pour ainsi dire la place des vomissements, et souvent il a été la cause mécanique de leur continuation.

Les selles quand elles arrivent au début de la réaction sont encore blanches, mais moins floconeuses, celles-ci plus tard sont légèrement teintes en jaune, plus omogènes, et avec odeur de plus en plus excrémentitielle ; à réaction avancée les selles deviennent fétides, jaunes, verdâtres ; rarement noires ; bientôt elles diminuent et parfois la diarrhée est remplacée par une constipation opiniâtre.

Une personne qui nous est bien chère après le choléra a eu une constipation qui dura chez elle près de deux semaines.

Les tournoiements de tête, les étourdissements, l'inquiétude et l'anxiété diminuent, et cessent, et un sommeil doux, reparateur succède à l'insomnie de l'état algide.

L'état moral et l'anéantissement des forces se relèvent, à la peur de la mort succède l'espérance de la vie. Heureux si ces pauvres cholériques ne rencontrent dans cette nouvelle carrière qu'ils parcourent de nouveaux écueils et de nouveaux dangers !

Variétés de la réaction. Chez quelques-uns la réaction arrivait promptement, avec peau chaude et sèche, pouls plein, fort fréquent, fébril. Cette forme de la réaction amena toujours à sa suite des complications graves.

Chez d'autres la réaction était lente, tardive, la calorification restait chez eux au dessous de la normale ; leur aspect cholérique changeait à peine ; de plus il y avait chez eux une grande langueur et anéantissement des forces.

Dans un tel état de réaction insuffissante ces malades

trainaient leur vie pour le plusieures heures ; chez eux le plus souvent la mort arrivait par le retour de l'état algide. La durée de cette réaction nous l'avons vue de 20, 24, 36 et parfois de 40 heures.

Il y a des malades chez lesquels la réaction marche petit à petit, mais toujours d'une manière continue et progressive. Cette forme de la réaction est la plus heureuse, celle-ci mène à une convalescence sans le passage à l'état typhoïde.

Chez certains cholériques nous avons vu une réaction insidieuse la quelle retombait toujours à l'algidité et à la mort; Dans cette forme la circulation periphérique artérielle apparaissait et continuait à exister tout le temps qu'on frictionnait le malade ; tout à coup l'arrêt des battements artériels periphériques arrivait quand on laissait en repos le patient. Cette réaction insidieuse nous l'avons vue toujours mortelle par le retour de l'état algide.

A côté de cette variété incertaine et insidieuse mettons une autre qu'on pourrait appeler trompeuse. Dans celle-ci le retour de la circulation et de la calorification arrive, le pouls devient fort, les symptomes cholériques cessent ; l'apparence indique une bonne et salutaire issue ; ce mieux a duré souvent 4 à 6 heures ; tout-à-coup sans cause appréciable nouvel état algide et mort. A Lixuri maintes et maintes fois nous avons observé cette réaction fausse.

Chez certains cholériques enfin nous avons vu pendant la réaction la persistance de certains phénomènes cholériques, vomissements, diarrhée.

§ 4. Suites de la réaction.

La réaction ne conduit pas toujours à la convalescence et à la santé; souvent elle amène à sa suite un cortège de phénomènes morbides graves, parmi les quels l'état typhoïde tient le premier rang.

1° Le passage à l'état tymphoïde est assez rapide, deux à trois jours suffisent à cet effet. Dans cet état les malades présentent une fièvre continue avec exacerbations dans la nuit; pouls fréquent, petit et flasque, souvent redoublé; peau sèche, chaude ; parfois des épistaxis peu abondants ; bouche pâteuse, inappétence, soif ; langue recouverte d'un enduit épais jaunâtre, sèche, râpeuse, fulligineuse ; dents et lèvres sèche, fulligineuses ; haleine fétide.

Le ventre applati et affaissé au début, ne tarde pas à être météorisé, parfois avec sensibilité sous la pression. Diarrhée jaunâtre, fétide, parfois noirâtre.

Céphalalgie, étourdissements et tournoiements de tête, bourdonnements aux oreilles; insomnie; revasseries; allucinations. Par le progrès du mal, prostration complète des forces; stupeur plus ou moins profonde. Les malades restent immobiles sur leur lit avec un air stupide, et insouciants à tout ce qui se passe autour d'eux. Dureté de l'ouïe; yeux égarés tournant sans but et sans expression à droite et à gauche. Les malades délirent souvent pendant la nuit, et non le jour, d'autres fois leur délire est continuel, tranquille ou loquace, très-rarement furieux. Réponses tardives, justes, incohérentes où incomplètes, après quoi état de stupeur, ou continuation de leur délire.

Souvent dans cet état de stupeur les malades oublient d'uriner; dévorés par la soif ils ne demandent jamais à boire, mais ils avalent avec avidité la boisson qu'on leur approche aux lèvres. Souvent les selles sont rendues involontaires.

Tréssaillements et soubressauts des tendons, carphologie, parfois rire sardonique, face vultueuse, contraction des membres, enfin état soporeux, coma, mort.

Dans cet état typhoïde la percussion et l'auscultation donnent des râles sonores sibilants et ronflants plus ou moins généralisés, et souvent vers les parties déclives la diminution de la sonorité avec diminution du murmure vésiculaire.

La dyspnée est peu marquée et la toux rare et petite: ainsi c'est aux signes physiques qu'il faut s'en rapporter pour éclairer le diagnostic de la bronchite et de l'engouement pulmonaire typhoïdes.

Chez les typhoïdes cholériques les sudamina, les gangrènes des surfaces des vésicatoires, et les escharrhes gangréneuses sur les points du corps qui supportent une conpression prolongée ne sont pas rares.

Le sang tiré chez les malades en état typhoïde présente un large caillot remplissant tout le vase, avec serosité peu abondante.— Point de couenne ou bien mince mollasse comme infiltrée, le caillot lui-même mou, parfois diffluent.

2° Certains malades ont présenté l'état typhoide avec des phénomènes légers à part la prostration des forces qui a été grande et très en desacord avec l'apparente benignité des autres symptomes. Ces malades rares à la vérité ont eu une convalescence longue et pénible.

3° Certains cholériques dans le cours de la réaction ont eu une céphalalgie intense, la face rouge, les yeux brillants injectés, la pupille contractée : delire ; mouvements spasmodiques; contracture des membres; trismus, soubressauts des tendons ; dilatation et insensibilité de la pupille; respiration stertoreuse; coma; mort. Cette atteinte grave du centre de l'innervation a été presque toujours mortelle, et tellement fréquente que nous pouvons dire sans crainte d'erreur, qu'elle a fait le plus de victimes après celles dues à la période algide.

4° Chez certains cholériques après la réaction la langue devint rouge sur les bords, l'épigastre douloureux, soif ardente, nausées, vomissements. Chez d'autres diarrhée fétide, ventre météorisé, gargouillenent aux fosses iliaques. Cette nouvelle atteinte du système gastro-intestinal rendait la convalescence orageuse et longue.

5° Nous n'avons observé que trois malades avec parotides à la suite de l'état typhoïde cholérique. Une seule fois nous avons vu une éruption de roséole généralisée chez une femme en état puerpéral; cette femme enceinte a eu le choléra, l'avortement, et aussi l'exceptionnel privilège d'échapper à la mort.

§ 5. Marche, durée, mortalité.

Le choléra léger ou grave a une marche rapide, parfois foudroyante. Dans les cas légers la circulation périphérique devient faible sans s'arrêter tout-à-fait; pour les cas graves l'arrêt de la circulation est la règle, par suite état algide, asphyxique, collapsus. Dans ces cas la réaction est tardive, souvent fausse et incomplète, et amène à sa suite de graves complications viscérales et l'état typhoïde. D'une manière exceptionnelle quelques cas légers portent aussi à l'état typhoïde et à la mort.

La durée examinée dans les différentes phases du choléra présente des variations nombreuses. Pour quelques cas légers la période cholérique et réactionnelle ont une durée fort courte. Pour les cas graves la durée de la période algide et de la vie est de 6 à 24 heures et plus.

Dans l'épidémie de la ville d'Argostoli 445 furent les atteints par le choléra dont 204 mort. L'heure du début et de la mort n'a été notée que sur 85, parmi ceux-ci les 23 sont morts après une durée de 6 à 9 heures, les autres 62 de 10 à 24 heures.

A Lixuri, où le choléra a été plus grave et meurtrier 771 ont eu la maladie, dont 483 sont morts. L'heure du début et de la mort a été notée sur 91; chez deux le terme fatal arriva après une durée de 2 à 3 heures; huit après 4 à 5 heures: trente-trois après 6 à 9 heures: enfin quarante-huit entre 10 et 48 heures.

La mort de la plupart des autres dans les deux villes arriva après une durée de deux à trois jours.

La mortalité considérée d'une manière générale a été supérieure à la moitié des atteints. Sur le chiffre total de 1858 cholériques 992 sont morts. Cette mortalité minime vers le déclin de l'épidémie a été grande dans le fort du fléau, et plus grande dans certaines localités. Voici quelques données statistiques.

A la ville d'Argostoli, depuis le début jusqu'au 26 8bre, 445 cholériques dont 204 morts.

A la ville de Lixuri, depuis le 8 septembre jusqu'au 15 novembre 771 cas cholériques, dont 483 morts. La population de cette ville est presque égale à celle d'Argostoli.

Dans les villages de Lixuri à partir du 9 septembre au 9 novembre, 48 cas dont 40 morts.

A Potamiana du 27 août au 5 novembre 130 cas dont 77 morts.

A Thinée du 8 septembre au premier novembre 246 cas dont 109 morts.

A Thalamies, Livatho Icossimia du 25 août au 6 novembre 149 cas dont 38 morts.

A Erysso et Pyllaros du 4 septembre au 5 novembre 57 cas dont 29 morts.

A Pirgi et Samos du 10 septembre au 25 octobre 12 cas dont deux morts.

§ 6. Convalescence. Suites.

Une faiblesse marquée accompagne la convalescence des cas légers ; cette faiblesse est plus prononcée chez les personnes avancées en âge, et plus encore chez celles atteintes de choléra grave.

Chez plusieurs cholériques on atteints de cholérine, nous avons constaté la persistence des borborygmes et une grande suscéptibilité à la diarrhée pour long-temps, et nous sommes de ce nombre.

§ 7. Diagnostic. Prognostic.

Le diagnostic de la maladie est facile: Ainsi la diarrhée et vomissements blancs floconeux, l'altération profonde des traits, les campes, l'anxiété, l'arrêt de la circulation, le refroidissement glacial, la perte de l'élasticité de la peau, la cyanose, l'haleine froide, le collapsus etc, donnent un ensemble symptomatologique propre à cette bizzare et grave maladie.

La dificulté pour le diagnostic ne peut arriver que dans les cas légers, auxquels le cortège de phénoménologie cholérique ne se présente pas avec des couleurs aussi tranchées.

Une indigestion; quelque empoisonnement; une fivère d'accés avec épiphénomènes de diarrhée et vomissements peuvent jusqu'à un certain point simuler le choléra, et une pareille méprise n'est pas rare.

Au commencement de l'épidémie cholérique à Céphalonie, quelques confrères ont cru à l'existence de ces fièvres d'accès avec diarrhée et vomissement ; entre autre un jeune confrère, qui quelques mois auparavant a eu l'occasion de traiter de pareilles fièvres dans la campagne où il exerce la médecine, sans se donner la peine de venir en ville et étudier le faits, a eu l'audace d'écrire, que ce qu'on appellait choléra à Argostoli n'était que des fièvres pernicieuses cholériques.

Quand on est si hardi pour taxer les autres d'ignorance, au moins doit-on prendre des mesures pour ne pas avoir le deplaisir de se retracter plus tard, laissant ainsi prise à la revanche.

Le prognostic dans l'épidémie qui nous occupe était en général grave ; en effet l'aggravation de la maladie était si facile, les complications si fréquentes, que d'un moment à l'autre, d'individu, qui n'avait que le choléra léger arrivait au plus grave pour lutter avec la mort. Toutes choses égales d'ailleurs l'âge avancé rendait toujours le prognostic bien grave, et mortel.

L'état de grossesse, et l'enfance portaient avec eux un bien grave prognostic.

La forme cyanique d'emblée a été toujours mortelle.

L'état algide asphyxique prolongé était de mauvais augure.

Le declin de l'épidémie a été favorable au prognostic ; il n'était pas de même quand le fléau montait à son état, et surtout pendant certaines journées de predilection cholériques ; dans ces journées les cas les plus légers devenaient très-graves.

Pour être éloigné autant que possible d'une méprise en prognostic, il fallait tenir compte non seulement du malade mais bien encore de l'état de l'épidémie, des jours cholériques, et de la gravité des autres attaques, qui se manifestaient à la même époque.

La réaction modérée progressive arrivant promptement après une courte durée des phénomènes cholériques portait

avec elle d'ordinaire un prognostic favorable ; la réaction
an contraire fausse, incertaine, tardive après un fort accès
cholérique, était d'un grave prognostic, en effet dans ces
cas reparaissait l'état algide, ou bien arrivait l'état typhoïde
et les graves atteintes viscérales.

Parmi les suites de la réaction la complication encépha-
tique a été toujours la plus grave et rapidement mortelle.

CHAPITRE III.

TOPOGRAPHIE ET ITINÉRAIRE DE
L'ÉPIDÉMIE.

L'île de Céphalonie irregulière à sa circonférence est
presque semipartagée en deux par un golfe ouvert vers le
Sud. De la part Sud-Est de l'île part un bras de terre à
collines peu élevées, qui s'enfonçant du Sud au Nord dans
le grand golfe forme le grand et beau port d'Argostoli ; au
fond de ce port existe un marais salin appelé Koutavo.

La ville d'Argostoli, capitale de l'île, est nouvellement
battie près de la mer vers l'Est des collines, situées sur le
bras de terre qui plonge, avons-nous dit, au grand golfe de
Sud au Nord. Cette ville a près de 7000 habitants ; son
quartier Sud voisin du marrais Koutavo est le plus anciennement batti. Les rues y sont sinueuses et étroites. Le
quartier Nord est plus favorablement placé. Nouvellement
batti, il a des rues larges et de bonnes et spacieuses
maisons.

La ville est longue, étroite et de forme semilunaire cot-
toyant une partie du port vers l'ouest ; cellui-ci est cottoyé
vers l'est par une chaine de hautes montagnes : celles-ci

retréssissent l'orizon et donnent le vent Est froid en hiver et chaud en été. Les vents de Sud traversent le marrais Koutavo avant d'arriver à la ville ; ceux de Sud-Ouest et Ouest n'influencent que d'une manière désagréable la ville, surtout en été, ils sont chauds et étouffants. Les vents du Nord et Nord-Ouest sont ceux qui restaurent les habitants d'Argostoli venant ici après la traversée du grand golfe. L'influence salutaire de ces vents est très-marquée surtout pendant l'été, ou tous les après-midi ils viennent périodiquement à raffraîchir la brûlante atmosphère.

Les eaux potables dans l'ancien quartier de la ville sont bonnes et fraîches, elles y viennent par des puits profondement creusés. — Dans le nouveau quartier qui a le sur-nom de Placa les eaux sont inférieures chargées de sels.—

L'épidémie cholérique a fait ses débuts à Argostoli. Les faits que nous avons pu recueillir de son itinéraire sont les suivants.

En juillet 1850, un enfant âgé de 12 ans atteint de dyssentérie, après un écart de régime, fut pris quelques heures après de vomissements et diarrhée blanchâtre, bientôt arrêt de la circulation periphérique, état algide et mort.

Le 21 août mourut de choléra à l'hôpital militaire un soldat anglais âgé de 25 ans (1). Ce soldat entra à l'hôpital pour un abcès à l'aisselle ; celui-çi guéri de son abscès il fut pris de choléra grave, et mourut en six heures après l'administration d'un laxatif. L'autopsie pratiquée par Mr Ford chirurgien militaire et moi confirma la diagnostic. Ce jour même les autorités ont été averties (2).

(1) L'hôpital militaire des Anglais est situé à Placa près de la mer.

(2) Dès la fin de juillet les diarrhées étaient fréquentes en ville. Peut-être aussi quelques cas de choléra passèrent aussi inapperçus. Dans la famille D., la quelle habite le quartier Placa et une maison bien aérée près de la mer, trois personnes presque en même temps tombèrent malades.

Par les renseignements que nous avons eus par le confrère qui a soigné les malades, nous soupçonons le choléra. Cette idée n'est pas celle de notre honorable confrère. Le fait en est que le début de la maladie a été la diarrhée et les vomissements, chez tous les trois. La mère guérit, l'oncle passa en état typhoïde mortel, enfin la jeune fille

Le 22 de ce même mois le choléra a fait une nouvelle victime chez une vieille femme (Gerakari) âgée de 70 ans habitant une petite maison mal aérée et bien éloignée de l'hôpital militaire.

Le 23 point de cas cholériques. Diarrhées généralisées.

Le 24 un nouveau cas chez une femme de 50 ans.

Le 26 deux cas mortels dont l'un en six heures chez Me L. âgée de 30 ans et habitant le quartier Sud de la ville.

Le 27 deux nouveaux cas mortels.

Le 28 le nombre des atteints par le choléra arriva à 8. Avec cette augmentation dans le nombre des cholériques, la maladie, qui jusqu'alors avait frappé d'une manière sporadique dans les différens quartiers de la ville, a choisi son lieu d'élection sur le quartier sud de la ville, surtout au Sud-Ouest. Ce dernier quartier est en général habité par des gens pauvres ; les rues y sont étroites, malpropres et les maisons pour la plupart basses. C'est dans ce quartier que le choléra a compté le plus de victimes.

Vers cette même époque l'hôpital militaire anglais était encombré de cholériques venant des casernes militaires situées à l'autre extrémité de la ville au Nord.

Le choléra après avoir fait de nombreuses victimes dans la quartier Sud-Ouest y diminua d'intensité ; c'est alors que le quartier Nord de la ville a été pris ; mais ici son extension et intensité ont été moindres.

Les prisons situées entre le casernes militaires et le quartier Nord de la ville n'ont eu aucun cas de choléra.

Le jour le plus sinistre à Argostoli a été le 4 septembre: ce jour-là le nombre des cholériques monta à 18. Le dernier cas a été observé le 26 octobre : ce qui fait une durée de plus de deux mois pour l'épidémie de choléra à Argostoli. Le nombre total des atteints, y compris 62 anglais, a été de 445, dont 204 morts.

dans la force de l'âge a été enlevée à la vie après 7 a 8 heures de durée de sa grave affection, la quelle a été caractérisée comme une fièvre pernicieuse.

LIVATHO, ICOSSIMIA, CORONUS.

Les villages de Livatho et ceux d'Icossimia ont eu le choléra en même temps que la ville d'Argostoli.

Sous le point du vue hygiénique les villages de Livatho se trouvent très-bien partagés. Ils sont exposés au midi et au sud-ouest. Les maisons sont en général bonnes, et leurs habitants, pour la plupart marins, vivent dans l'abondance.

Le village Sclavata (de la basse Livatho) a eu le premier cas le 25 août, et dans ce village il n'y eut que deux cas dont un mortel sur 291 âmes.

La Cholera fit son apparition le 3 septembre à Condogurata, où sur une population de 406 âmes il n'y fit que deux victimes sur quatre atteintes.

Spartia (village de la haute Livatho) a eu une atteinte cholérique le 3 7bre, et sur une population de 860 âmes, six cas de choléra, un seul mort.

Le village Chelmata a été le plus maltraité ; sur 136 habitants 15 cholériques dont les 7 morts. La première atteinte de la maladie dans ce village date du 10 septembre.

Le 12 septembre le choléra visita le village Curcumélata ; ici sur 269 âmes, cinq cholériques dont trois morts.

Les villages Lakithres et Sarlata ont eu le choléra le 13 septembre. A Lakithres sur 418 habitants dix cholériques, deux morts. A Sarlata 382 habitants, six cholériques sans mortalité.

Les villages Caligata, Travliata, et Peralata ont eu le choléra le 20 septembre. A Caligata 568 habitants, deux cas cholériques sans mortalité ; A Travliata 165 âmes, huit cholériques sans mortalité; enfin à Potamiana sur 500 âmes deux cholériques sans mortalité.

Le 24 septembre un premier cas de choléra à Combothecrata habité par 168 âmes. En tout six cholériques dont 3 morts.

Bougérata 16 habitants, un seul cholérique le 26 septembre.

Cocolata 182 âmes, un cholérique le 28 septembre.

Kéramies 642 âmes, deux cas mortels, le premier 4 8bre.

Pagonata 60 habitants, à partir du deux octobre, trois cas, un seul mort.

Svoronata 656 âmes ; à partir du cinq octobre trois cholériques sans mortalité.

Métaxata 485 âmes, cinq cholériques sans mortalité ; le premier cas date du 28 septembre.

Pessades 880 âmes, deux cas sans mortalité, le premier date du premier octobre.

Mènégata trois cas, dont un mortel.

Karavados 750 âmes, un seul cas le 11 octobre.

Orfanata 38 âmes, deux cas mortels, à partir du 21 octobre.

Focata 450 âmes, un seul cas de choléra le 21 octobre.

Magoulata 80 âmes, un seul cholérique le 5 novembre.

Des villages d'Icossimia deux seuls ont eu la visite cholérique ; ce sont les villages Muscata et Poriarata. Muscata a 165 âmes, et ceux-ci n'ont eu que trois cholériques dont un mort. Poriarata a 136 âmes ; dans ce village la maladie n'a fait que deux victimes dont l'une le 15 octobre.

A Coronus, un seul village a eu la choléra, c'est le village Asprojeraca. Dans ce village de 238 âmes il y eut deux cholériques sans mortalité.

En tout les villages de Livatho, Icossimia et Coronus n'ont eu que 121 cholériques dont 37 morts.

POTAMIANA, THALAMIES.

Les villages de Potamiana assez élevés du niveau de la mer ont eu le choléra en même temps que la ville d'Argostoli.

Faraclata village de 1813 âmes a eu le choléra 27 août. Dans le courrant de l'épidémie 16 cas dont 7 mortels.

Rasata sur 165 habitants 3 cas sans mortalité, dont le premier le 28 août.

Dillinata sur 1885 habitants 62 cholériques dont 40 morts. Le premier cas y a été noté le 7 septembre.

Davgata, a eu au commencement de l'épidémie des cas très-légers ; le 12 septembre un cas grave et à partir de cette époque 46 cholériques dont 29 morts sur 539 habitants.

Farsa, sur 305 habitants un mort sur trois cholériques dont le premier au 15 septembre.

A Thalamies sur 150 âmes 14 cholériques, un seul mort.

Trojanata sur 663 habitants cinq morts sur 16 cholériques, dont le premier en date du 14 octobre.

Le village Mitacata n'a eu qu'un seul cas mortel le 20 octobre sur 87 habitants.

En tout les villages de Potamiana et Thalamies n'ont eu que 158 cholériques, dont 83 morts.

PYLLAROS ERYSSOS.

Les villages d'Erysso-Pyllaros n'ont eu que peu de cholériques, en tout 57 dont 29 morts.

A Pyllaros le village Macriotica de 1512 âmes a eu 12 morts sur 22 cholériques dont le premier le 4 septembre.

Pneumatica sur 132 habitants trois cas de choléra dont deux mortels ; le premier cas en date 17 septembre.

Dracopoulata sur 420 âmes, deux seuls cas sans mortalité le premier en date du 18 septembre.

Potamianata, 245 âmes. Quatre cholériques dont un seul mortel. Le premier cas date au 21 septembre.

Ferendinata 597 âmes ; à partir du 27 septembre dix cholériques, dont un mort.

Anoméria 200 âmes ; un cas mortel le 8 octobre.

Divarata 152 âmes ; un seul cas le 11 octobre.

A Erysso. Le village Guiscardo de 80 âmes, a eu un cholérique le cinq octobre et un second ensuite, de ces deux cas l'un mortel.

Asso 1095 âmes, un seul cas mortel le deux octobre.

Kazzarata 60 âmes, un seul cas le 9 octobre.

Mazzucata 169 âmes, un seul cas le 10 octobre mortel.

Zelendata 306 âmes ; un seul cas mortel le 13 octobre.

Comitata 637 âmes, quatre cas sans mortalité, le premier le 2 novembre.

Plajà 500 âmes, quatre cas, dont trois morts, le premier en date 16 octobre.

PIRGI, SAMOS.

En tout les villages de Samos et ceux de Pirgi n'ont eu que 12 cholériques dont deux seuls morts.

A Samos le village Pavlata sur 490 âmes quatre cholériques, un seul mort le 10 septembre.

Zervata 327 âmes, un seul cas le 17 octobre.

Chaliotata 486 âmes, un cas le 17 octobre.

Musacata 98 âmes, un cas le 18 octobre.

Scaglià 90 âmes, un cas mortel le 26 octobre.

A Pirgi le village Degalleto sur 450 âmes, quatre cholériques dont le premier le 4 9bre.

LIXURI.

La ville de Lixuri est située sur le bord de la mer vers l'ouest du grand golfe. Elle a son exposition à l'est. La population de la ville monte à près de 7000 âmes la plupart marins et agriculteurs ; les uns et les autres habitent les parties Nord et Sud de la ville, dont les parties centrales sont peuplées par la classe aisée de la société. Les rues sont en général étroites et peu propres, et la plupart des maisons batties rez-de-chaussée, mal aérées et souvent humides ; les maisons de la classe aisée des habitans n'ont qu'un seul étage à cause des fréquents tremblements de terre.

Une petite rivière traverse la ville ; les eaux de cette rivière presque stagnantes pendant l'été, et pleines de végétaux quatiques souvent en putréfaction donnent des émanations pernicieuses au voisinage. De plus l'accumulation des algues marines vers le Sud du nouveau port et leur putréfaction en été donnent des émanations malfaisantes provoquant les fièvres et la cachéxie paludéene, surtout à ceux des habitants qui sont le plus près du foyer putride.

Dans le quartier Sud-Ouest de la ville les eaux potables,

qui viennent de puits profonds, sont fraîches, limpides et d'une bonne qualité; ceux de la fontaine qui est sur la place publique leur sont inférieures.

La ville de Lixuri par sa position est accessible à tous les vents. En hivers les vents Sud-Est, Est, Nord-Est sont froids, et ceux de Sud, Sud-Ouest humides; pendant l'été au contraire, les vents Est, Nord-Est et Nord sont chauds, car ils n'arrivent à la ville qu'après avoir traversé les terrains et les montagnes échauffées par le soleil; la traversée qu'ils font sur les eaux du golfe n'est pas assez longue pour les raffraîchir; à part celà le vent du Nord traversant le marais Livadi porte avec lui des émanations pernicieuses. Une brise Sud et Sud-Ouest qui presque périodique souffle le matin, est celle qui est la plus salutaire et fraîche.

Dans la ville de Lixuri le premier cas cholérique a été noté le 8 septembre chez la femme Samara, laquelle habitant Argostoli, a quitté cette ville pendant l'épidémie cholérique. Quelques jours après la mort de cette femme on a noté d'autres cholériques dans le voisinage, et bientôt l'épidémie se nicha dans le quartier Sud de la ville, ensuite an quartier Nord-Est (Marzelata); enfin an quartier Nord-Ouest (Archange). Dans ces deux derniers quartiers (Potami), le choléra a sévi avec un caractère bien meurtrier.

Dans sa marche l'épidémie à Lixuri a eu des remissions et exacerbations, celles-ci toujours bien meurtrières; ainsi le 26 septembre quatre seuls cas cholériques, le 27 trente-trois; après ce jour diminution notable, ensuite nouvelle exacerbation, le six octobre 16 cas, le sept 38, le huit 39 le neuf 49, le dix 41; le onze 47; le douze 52; le treize seulement 19; le quatorze 31; le quinze 25; le seize seulement dix; à partir de ce jour et jusqu' au deux novembre oscillation entre 2 et 6; le trois et quatre novembre, nouvelle recrudescence, qui a coïncidé avec un brusque changement de la température, ainsi le trois novembre, abaissement de température 17 cas; le quatre 13; le cinq 5; le dix un seul cas, le quinze deux et les derniers de l'épidémie.

En tout Lixuri a donné 771 cholériques dont 483 morts.

VILLAGES.

Les Villages de Katoé, Anoé et Missochoria ont eu le choléra en même temps que la ville de Lixuri leur voisine. En tout ces villages ont eu 48 cholériques dont 40 morts.

A Katoé le village Michalizzata a eu à partir du 13 octobre 8 cholériques dont 5 morts.

Le village Illarus à partir du 9 octobre 8 cas dont 7 mortels.

Le village Voum à partir du 8 octobre deux cas mortels.

Le village Manzavinata à partir du 13 octobre 5 cas dont deux mortels.

Enfin Chavriata a eu cinq cas dont 4 mortels, le premier en date 8 octobre.

A Anoé le village Kondogenada à partir du 4 octobre trois cas mortels.

Le village Skinea deux cas mortels dont le premier en date du 12 octobre.

Le village Ste Thècle deux cas mortels, le premier le 11 octobre.

Riffi deux cas mortels, le premier le deux octobre.

Enfin Athera deux cas mortels, le premier en date 9 novembre.

A Missochoria le village Loukerata a eu deux cas mortels, dont l'un le 8 octobre.

Mandukata un cas mortel le 27 septembre.

Typaldata un cas mortel le 9 novembre.

Enfin Cavdata deux cas mortels, le premier en date du 11 octobre.

THINÉA.

Quelques uns des villages de Thinée ont été sérieusement atteints par le choléra. Les habitants de Thinée ont eu successivement la visite de deux épidémies meurtrières ; en juillet ils ont eu la diphtérite et plus tard le choléra. Ces villages ont eu 246 cholériques dont 109 morts.

Le village Risa à partir du 8 septembre a eu 61 cholériques dont 25 morts.

Sterata à eu 19 cholériques dont 11 morts ; le premier en date 13 septembre.

Kondogurata à partir du 17 septembre a eu 157 cholériques dont 68 morts.

Kardacata à partir du 22 septembre a eu 7 atteints de choléra dont cinq morts.

Petricata enfin a eu deux seuls cas mortels, le premier en date 24 septembre.

CHAPITRE IV.

EXTENSION DE L'INFLUENCE CHOLÉRIQUE ; MALADIES INTERCURANTES, ET ENDÉMIQUES ; ANIMAUX ; JOURS CHOLÉRIQUES.

Pendant l'épidémie du choléra à Céphalonie nous avons vu constament une généralisation de l'influence cholérique, chez les habitants de la localité visitée par la maladie en question. Borborygmes ; tension plenitude ou bien vacuité vers l'épigastre ; inappetence ; courbature ; faiblesse ; parfois légére diarrhée ; étourdissements ; lourdeur de tête, étaient des phénomènes si généralisés, que rarement ceux qui s'en plaignaient ne trouvaient-ils à leurs voisins des compagnons en suffrances pareilles. L'extension et intesité de pareilles phénomènes étaient d'ordinaire le prelude de la prochaine apparition de nombreux cas cholériques.

Le 10 octobre nous avons noté chez les habitants du quartier Archange à Lixuri, une grande extention et intensité de ces phénomènes precurseurs. Par ce fait nous

avons cru que le choléra frappait les portes de ce quartier.
Ce jour là nous avons insisté auprès des habitants dé ce
quartier, à s'en éloigner :   en effet quatre cent personnes
suivirent mon conseil ; La nuit arriva terrible chez les autres, plusieurs ont eu le choléra grave et mortél en peu
d'heures.

Pendant le cours de l'épidémie, le tout était presque
absorbé par elle. Les maladies aigües de la saison ont été
rares, et cette raretè a existé aussi pour les fièvres d'accés,
maladies endémiques chez nous. Dans quelques fièvres d'accès nous avons vu la complication de la diarrhée et vomissement. Cette influence cholérique a donné parfois lieu à
quelque meprise. Ainsi chez une jeune demoiselle dysme-
norrheique, l'époque menstruelle est venue accompagnée de
vomissements, diarrhée et crampes ; on a cru au choléra ;
l'apparition des regles a fait disparaitre tous les accidents.

Les animaux n'ont pas été épargnés par le choléra. Un
grand cochon après avoir englouti un panier de figues frai-
ches, a été pris d'une forte diarrhée, quelques heures après
il était mort.

Le Docteur Inglessi a vu un autre petit cochon mourir
avec des phénomènes cholériques.

Le major Symonds a vu un petit chien mourir avec des
vomissements et diarrhée.

Ms Ms les Docteurs Inglessi et Aravandino ont rapporté
deux autres faits de chiens morts par le choléra.

A Lixuri un mulet est mort avec des phénomènes cholériques.

Les oiseaux de la basse cour n'ont pas été épargnés ; le
matin de la nuit 8 à 9 octobre plusieurs ont été trouvès
morts à Lixuri. Cette nuit a donné aussi de nombreuses
atteintes cholériques graves.

Mr le Dr Cephala m'a raporté que deux serins qu'il
avait chez lui, n'ont pas chanté pendant tout le cours de
l'épidémie ; ils n'ont repris leur chant qu'après la cessation
du fléau cholérique.

Une observation digne de remarque est celle, que pendant
l'épidémie cholérique, l'immense nombre des moineaux qui
peuplent les arbres et les toits des maisons, ont complete-

ment disparu ; En effet c'est à peine si on y voyait quel-
que-un fidel à son nid. Ces moineaux ne firent leur reapari-
tion que quand l'épidémie était déjà à son terme.

Jours cholériques. Pendant l'épidémie à Céphalonie
nous avons vu certaines journées privilegiées en généralisation de phénomènes de cholerine et en nombre de cas cholériques graves ; c'est dans ces tristes journées que nous
avons vu souvent la forme foudroyante cyanique, surtout à
Lixuri.

Dans ces terribles journées arrivait aussi une agravation
dans l'état de ceux qui avaient l'apparence d'aller vers la
voie du salut, par la bonne marche de la réaction.

Souvent nous avons vu des cholériques qui avaient echappé à l'atteinte algide, retomber dans cet état, et arriver à
la mort, surpris par une journée cholérique. Ce sinistre
resultat était presque certain chez les malades dont la réaction ne datait que de peu. Souvent les convalescents ont
payé cher l'influence d'une journée cholérique.

En Argostoli les plus terribles journées cholériques ont
été le 4, 5, 6, 9, 15 septembre et surtout le 11 septembre,
dans ce jour-ci le nombre des cholériques arriva à 30.

Les plus terribles à Lixuri ont été le 27, 28 septembre,
8, 9, 10, 11 et 12 octobre, 3 et 4 novembre. Le nombre
des cholériques au 12 octobre arriva à 52.

CHAPITRE V.

CAUSES DE LA MALADIE.

Une affection si grave, si extraordinaire dans sa marche
si bizarre à sa physionomie, ayant sevi successivement depuis quelques années à la partie du monde la plus civilisée,

où la culture des sciences est arrivée à sa splendeur, ne pouvait que pousser les hommes de genie à des meditations bien serieuses, pour la recherche de son étiologie, la quelle encore, malgrés leurs nobles efforts reste encore dans l'obscurité.

L'ignorance portant au merveilleux tout ce qu'elle ne comprend pas, elle a toujours rapporté la cause de l'affection à la colère Divine, on bien à l'empoisonnement des eaux, du pain, et par fois aux medecines.

Au début de l'épidémie à Céphalonie on ne croyait pas au choléra. Certains confrères avaient des doutes. Certains journalistes et autres confrères soutenaient avec vivacité la non existence de la maladie, et quelqu'un plus hardi a ecrit «que seulement penser au colera c'était de la folie.» Quelques jours plus tard ce n'était plus le même langage, car les victimes de l'épidémie ont fait ces mêmes incredules se rendre à l'evidence. Le peuple alors revetant Dieu de nos humaines faiblesses le crut irrité et en vengeance contre nous : Prières, resignation ; retour à la religion et à la morale, tels étaient les actes pieux auquels conduisait le malheur et l'idée de la mort. Abandon des plaisirs de ce monde, la charité, la morale, l'éternité ; voilà le contraste du christianisme avec le paganisme. Les Athéniens sous le fleau de la peste ils s'adonnaient avant de mourir aux plaisirs et aux excés qui depravent l'être-intelligent.

L'idée de l'empoisonnement des eaux ne tarda point à être mise en avant comme aussi celle de l'empoisonnement par les medicaments prescrits par les medecins. Dans l'idée du peuple c'était le camphre qui brulait les entrailles, ou bien l'opium, et le Laudanum. Le peuple alors mefiant des medecins et des medicaments maltraitait les premiers et refusait les seconds. Il y avait parmi les gens ignorants qui croyaient que les medecins étaient les salariés du gouvernement Anglais pour faire mourir leurs semblables ! !

Mais laissons vite ces follies populaires et arrivons à la rélation des causes sanctionnées par l'observation consciensieuse et eclairée ; et d'abord, avouons le franchement, que la cause prochaine du choléra est restée jusqu'à present parmi les secréts que la nature a reservè pour elle. A part ce secrèt il y a d'autres points étiologiques, qui coincident avec cette affection, et prennent une plus ou moins grande part à son developpement. C est de ces coincidences étiologiques observées à Céphalonie, que nous ferons l'étude dans les paragraphes suivants, commençant par atmosphère.

§ 1. Atmosphère cholérique.

Les grands voyages que le choléra a fait, quittant son berceau natif, les bords du Gange, la rapidité avec la quelle elle a parcouru de vastes contrées, le non arrêt de ces progrès par les cordons sanitaires, et les sauts qn'il fait d'un coté à un autre donnent des données suffisantes à penser que ce qui provoque la maladie se trouve dans le fluide élastique qui est autour de nous.

Le baromètre, le thermomètre, l'analyse chimique, ne nous ont rien rélevé jusqu'à present.

Pour tout le temps de l'épidémie cholérique à Céphalonie, l'atmosphère a été nuageuse et chargée d'humidité. Plusieures personnes ont fait la remarque que les viandes passaient bien vite en putréfaction.

Pendant l'épidémie meurtrièrc de Lixuri nous avons constaté le fait suivant. Le 10 octobre dans l'après midi faisant la visite aux malades à Marzelata (quartier Nord-Est), nous avons vu un epais brouillard qui couvrait le quartier voisin Archange (Nord-Ouest), ce brouillard s'étendait aussi sur le quartier St Nicolas miniatata (Sùd-Ouest). Après nôtre visite à Marzelata nous avons dirigé nos pas vers Archange ; à peine entrès au milieu du brouillard que nous avons commencé à ressentir des étourdissements et une grande faiblesse ; ces phénomènes devinrent bientôt tellement marqués que presque mes forces me manquaient pour avancer chemin. En route bien des personnes venaient près de moi pour se plaindre des mêmes symptômes, faiblesse et élourdissements. Après une marche de quelques minutes je suis arrivé au quartier Sud-Est de la ville, et là, déhors du brouillard je me sentit plus à mon aise, ma tête plus degagée et avec moins abattement de mes forces.

Ces phénomènes m'ont fait craindre une prochaine irruption cholérique dans le quartier couvert par le brouillard. J'ai fait part de mes craintes aux habitants. Plus de 400 personnes ont quitté de suite leur foyers, pas une n'a eu le choléra. Dans la nuit ce quartier, qui jusqu'alors ne comptait que de cas sporadiques, a été cruellement frappé par le choléra, meurtrier en peu d'heures.

§ 2. Influence du jour et de la nuit. Etat barométrique, thermométrique ; Météorologie.

Une statistique exacte n'a pas été tenue sur le nombre des cas cholériques débutant pendant le jour ou bien dans les differentes heures de la nuit, toutefois la proportion en faveur de celle-ci, est bien supérieure. Les premières heures après minuit ont la pluralité des attaques.

Le tableau suivant que nous devons à l'obligeance de notre ami le Major Sydmonds donne le resultat des observations Météorologiques qu'il a fait dans la ville de Argostoli à partir du jour 17 septembre.

Observations Météorologiques par le Major Sydmonds.

SEPTEMBRE.

	8 heures Matin.			4 h. A. M.		
	B.	Ther.		B.	Th.	
5/17	30,04	71	ONO	»	»	»
18	30,095	70	SSE	30,093	73	SSE
19	30,22	72	SSO	30,19	76	OSO
20	»	»	»	»	»	»
21	30,35	80	SSE	30,28	80	SSE
22	30,05	78,5	OSO	30,05	81	NO
23	30,05	78	NO	30,075	80,5	NO
24	29,90	78	O	29,90	79,5	OS
25	29,90	78,5	ESE	29,90	78	SO
26	29,90	76,5	ESE	29,90	77	OSO
27	29,95	75	NNO	29,90	76	NO
28	29,97	73	NNO	29,97	76	NO
29	29,92	74	NO	29,90	76	NO
30	29,90	74	NNO	29,87	75	NNO

Octobre.

	B.	Th.		B.	Th.	
1	29,82	73	OSO	29,75	75	SSE
2	29,70	74	S	29,65	77	SSE
3	29,60	74	SO	29,65	71	O
4	29,65	70	OSO	29,70	70	S
5	29,82	68	OSO	29,65	73	O
6	29,92	69	SSO	29,90	76	S
7	29,90	72	SSE	29,80	69	OSO
8	29,65	69	NO	29,80	69	NO
9	29,82	67	SE	29,80	68	
10	29,80	67	ONO	29,85	72	OSO
11	29,85	69	NNO	29,85	73	SO
12	29,87	70	S	29,82	73	OSO
13	30	70	NO	30,75	71	NO
14	30,20	68	NO	29,92	68	NNO
15	30,05	67	ENE	30,02	67	SE
16	30	66	ESE	30,00	66	NNO
17	30,05	67	ESE	30,00	67	SE
18	29,97	65	SE	29,95	67	ENE
19	30	65	N	»	66	NNO
20	29,09	66	NO	29,82	»	
21	29,80	66	SSO	29,80	67	ONO
22	29,80	67	SE	29,80	69	SSE
23	29,95	69	SE	29,97	73	SE
24	29,90	70	SE	29,80	71	SE
25	29,88	70	SO	29,87	70	SO
26	29,97	70	SO	30	69	OSO
27	29,95	69	SO	29,80	69	SO
28	29,82	69	SE	29,72	72	SE
29	29,80	70	SO	29,70	71	SE
30	29,57	69	OSO	29,80	69	SO
31	29,90	68	SO	29,90	67	SSE

Novembre.

	B.	Th.		B.	Th.	
1	29,82	67	SO	29,82	66	OSO
2	29,65	64	ONO	29,65	63	NO
3	29,85	63	E	29,90	68	N

(Suite Novembre).

	B.	Th.		B.	Th.	
4	30,075	62	NE	30,15	63	OSO
5	30,25	61	ESE	30,25	63	NO
6	30,22	62	NO	30,00	64	NO
7	30,12	62	NO	30,12	64	NO
8	30,17	61	OSO	30,17	62	SSO
9	30,17	61	SO	30,05	62	ONO
10	30,025	62	ONO	30,05	61	NO
11	30,22	60	NE	30,17	61	NNO
12	30,5	62	NO	30,2	63	O
13	29,97	61	SSE	29,90	63	SSE
14	29,87	63	SO	29,82	64	OSO
15	29,72	63	SO	29,65	64	SO

La chaleur thermométrique était assez élevée pendant les premiers jours de l'épidémie, et l'atmospère nuageuse énervante.

Le cinq septembre survint un orage avec abaissement de le temperature, cet état atmosphérique coincida avec une grande diminution des attaques cholériques ; Le même abaissement de temperature du 2 au 5 novembre a coincidé au contraire à Lixuri avec une recrudescence de la maladie.

Parfois une élévation de la temperature a coincidé avec l'agravation de l'épidémie. Enfin à temperature égale et le même jour il y avait diminution de l'épidémie dans un endroit et agravation dans un autre : ainsi du 21 an 26 septembre diminution de l'épidémie à Argostoli, et nombreuses victimes à Lixuri.

Pendant l'épidémie du choléra l'atmosphère a été nuageuse, et inconstante. Souvent nous avons eu des vents forts l'orage et la pluie, avec une serie de belles journées ; L'apparition de celles-ci faisait renaître l'espoir de la cessation du fléau ; mais ce beau ou mauvais temps n'ont eu aucune influence reelle sur la marche de l'épidémie.

Le cinq septembre avec la pluie les eclairs le tonnère et un fort vent Sud-Est la maladie a eu en Argostoli une grande diminution. Ce jour là coincidà avec le transport en

ville de la Sainte Relique de St Gerasimo, S^t protecteur
de Céphalonie. Le merveilleux et la croyance au miracle
ranima l'esprit du peuple, dont les esperances étaient diri-
gées à l'assistance du St Protecteur. Quand le choléra faisait des ravages à Lixuri, la Sainte Relique y a été aussi
transportée : mais ici le fléau toujours meurtier, n'a été in-
fluencé nullement, ni par l'orage, ni par l'abondante pluie
du 11 octobre ni par les jours sereins.

Les vents prédominents ont été ceux du Sud ; Sud-Ouest,
Sud-Est ; ensuite le Nord-Ouest et Nord-Est. En Argostoli,
l'abondance des cas cholériques coincidà avec les vents Nord
et Nord-Ouest, et la diminution avec les vents Sud et Sud-Est
qui d'ordinaire sont les plus malfaisants pour cette ville, à
la quelle ils arrivent après la traversée du marais Koutavo.

Pour la ville de Lixuri, ce n'est pas été la même chôse ;
ici à part quelque rare exception, jusqu'au jour 8 octobre,
l'aggravation de la maladie coincidà avec les vents Sud-Est
et Sud-Ouest.

Les jours 8, 10, 11, 13 octobre cholériques par excellence ont au contraire coincidé avec le vent Nord-Ouest, et
enfin les jours 9 et 12 octobre non moins terribles, ont eu
un vent Sud et Sud-Est. Ainsi la diréction des vents n'a
eu aucune influence constante sur le choléra.

La propagation du choléra à Céphalonie n'a pas toujours
suivi la direction des vents ; souvent il a eu une marche
contraire, parfois il s'est niché dans un coin pour un temps
plus on moins long, sans toucher aux quartiers voisins, et
célà quand même les vents lui étaient favorables à cet effet.

Quant à la route que le choléra a pris pour venir chez
nous ; Nous l'ignorons. Nottons seulement, qu'a cette
même époque l'île de Malte, et une partie du littoral de
de l'Afrique baigné par la méditérranée, étaient aussi sous
l'influence du fléau cholérique, et nos voisins à Ithaque,
Zante et Sainte Maure ont eu la cholérine.

§ 3. Miasmes marrecageux.

Les principaux marais de Céphalonie, celui de Livadi à
Lixuri et de Koutavo à Argostoli émanent à la fin du prin-

temps, en été et automne des miasmes plus ou moins malfaisants qui rendent dans le pays endémiques les fièvres paludéennes. C'est à l'influence de ces miasmes que certains de nos confrères, ont cru attribuer le choléra ; d'autres moins exlusifs admettaient pour ces miasmes une part non indifferente.

En effet, disaient les uns, nos miasmes qui, cette année (1850) n'ont pas donné les fièvres d'accés habituelles, ils ont engendré le choléra.

Non, disaient les autres, les miasmes n'ont pas engendré le choléra, mais ils l'influencent d'une manière essentielle.

Certes aux bords du Gange les émanations miasmatiques ayant à peu près les mémes sources putrescibles que ceux de nos marais, deviennent la cause du choléra endémique aux Indes.

Sous d'autres conditions géologiques et climatériques, de pareilles miasmes sont la cause du developpement d'autres graves maladies endémiques ; Mais tous ces miasmes en apparence de même source que les nôtres, n'en différent pas moins par certaines conditions atmosphériques, climatériques, topographiques, et d'autres encore inconnues à la science, qui les rèndent des poisons spéciaux pour l'économie vivante.

Mais retournous à nôtre sujet. Ceux de nos confrères qui prétendaient trouver la cause du choléra aux miasmes marecageaux, croyaient avoir un appui à leur idée, en ce que le choléra, a pris son principal siège dans la ville Argostoli, dans le quartier Sud-Ouest, qui est le plus près des émanations marecageuses de Koutavo. Mais notons le de suite, ce quartier a des maisons basses, humides, mal aerées, des rues étroites, et il est habité par des familles bien pauvres : ce sont précisément les conditions de predilection cholérique. La ville de Lixuri a donné un plein démenti à cette idée. En effet le quartier Sud-Est de la ville, qui depuis le nouveau port, est sous l'influence des émanations malfaisantes dues à la putréfaction des algues marines, et où les fièvres sont devenues abondantes ; ce quartier a été très peu atteint par le choléra.

Pendant les terribles journées cholériques à Lixuri, de

nombreuses familles quittant leurs foyers sont allées se réfugier à Livadi, au voisinage du gand marais qui porte le même nom. Pas une de ces familles n'a eu a déplorer aucune perte, si on excepte une jeune fille (Legato) atteinte et morte par le choléra, après avoir passé toute une nuit à ciel ouvert.

Les villages de Samos qui sont sous l'influence d'émanations marecageuses n'ont eu que très peu de cas cholériques.

Aracli, qui tous les ans est maltraité par les fièvres d'accés n'a point été visité par le choléra.

Enfin le village Spiglia qui est situé tout près du quartier Sud-Ouest d'Argostoli et au dessus du marais Koutavo, n'a eu que de rares cas cholériques.

De ces faits il nous parait démontré que les miasmes paludéens n'ont eu rien à faire dans la maladie qui nous occupe.

§ 4. Habitations. Localités.

S'il y a une verité démontrée par l'observation c'est que le fléau cholérique, qui sevit sans pitié sur les pauvres, visite avec plus de discretion les palais des riches. A Céphalonie presque toutes les classes de la société ont été visitées par le choléra, mais pas d'une manière égale.

Le quartier Sud-Ouest d'Argostoli, malsain, ayant des habitations basses, humides, mal aerées et des rues étroites malpropres a été frappé d'une manière impitoyable par la maladie ; au contraire le quartier Nord, qui présente des conditions hygiéniques meilleures n'a eu le choléra qu'avec une intensité bien moindre. A Lixuri aussi les quartiers Marzelata et Archange ont été le principal théâtre de l'épidémie et de la mort. Le prémier de ces quartiers (Marzelata) est bâti près de la mer sur un terrain humide sablonneux, avec des rues étroites, tortueuses, malpropres, et des maisons ordinairement basses au rez de chaussée, mal éclairées, et souvent encombrées d'habitants. Le second quartier (Archange) bati sur un terrain moins humide, éloigné du bord de la mer, ne présente nullement des conditions hygiéniques meilleures. Les maisons y sont d'ordinaire basses, au rez de chaussée, humides, mal aerées, mal éclairées, encombrées d'habitants qui d'ordinaire sont dediés aux travaux agricoles. Dans ces deux quartiers le choléra a sevi très-meurtrier. Ainsi les conditions antihygiéniques des habitations ont coincidé chez nous avec la généralisation et gravité cholérique.

Quand aux localités, celles-ci n'ont eu qu'une influence peu marquée sur la marche et la généralisation de la maladie.

La ville d'Argostoli voisine d'un marais, et près de la mer a eu le choléra.

La ville de Lixuri, près de la mer exposée à l'Est, bien aérée, elle a été ravagée par le fléau.

Les villages de Lixuri placés sur les collines, ont été peu visités par le choléra.

Les villages Potamiana placés sur des collines ont eu très serieusement le choléra.

Les villages de Thinée n'ont pas été épargnés par la maladie, la quelle visità aussi bien d'autres villages éloignés de la mer, et batis sur des montagnes assez élevées du niveau de la mer.

Ainsi le choléra a fait sa visite partout, mais en général avec plus de discretion et moindre intensité dans les localités bien situées et ayant des conditions hygiéniques salubres.

§ 5. Influence de la misère.

La misère terrain fertile en maladies graves, et berceau de prédilection pour les épidémies, elle a eu à Céphalonie une immense influence sur le developpement et gravité des attaques cholériques.

Les habitations petites, malsaines, mal aerées, souvent humides, encombrées d'habitants, une nourriture insuffisante et de mauvaise qualité, un travail penible etc., tels sont le triste partage des pauvres. Ceux-ci ont été le plus maltraites par le choléra.

La classe aisée de la société n'a eu que de rares attaques

et exceptionnels les cas mortels. Cette classe de la société a pu opposer contre la fureur de l'épidémie, l'abandon du lieu cholérique, les bonnes conditions hygiéniques et le bon régime.

§ 6. Régime. Influences atmosphériques.

L'observation la plus attentive demontrà qu' un grand nombre des attaques cholériques se sont manifestés après l'ingestion de matières alimentaires de mauvaise nature et indigestes. Nous avons vu un grand nombre dont la maladie débutà après avoir mangé des herbages ou bien des fruits (melons, raisins, figues etc.)

Au début de l'épidémie les non croyants au choléra, ont continué à faire des écarts de régime. Souvent ils ont payé cher le defi qu' ils portaient à la maladie. Ceux qui plus sensés ont gardé un bon régime suivant les conseils des hommes de l'art, ils ont été preservés du mal, et parmi ceux-ci à peine on a pu compter quelque rare excéption.

A Lixuri plusieures personnes ont eu le choléra après avoir fait usage de vin nouveau non encore completement fermenté. La vente de cette boisson a été interdite ; mais les marchands de vin ont souvent trouvé la manière de débiter ce vin nouveau en le melangeant avec le vieux.

Un refroidissement brusque sur le corp étant en sueur a été souvent une cause de l'attaque cholérique.

Quelques personnes ont eu la maladie après avoir passé la nuit à ciel ouvert, ou surprises par la pluie.

Dans le fort de l'épidémie à Lixuri la Sainte Relique du Saint protecteur de l'île a été deposée dans la grande Eglise du Sauveur. Toute la population s'y précipitait, de là encombrement perpefuiel et temperature élévée. Les sortants de l'Eglise étaient mal influencés par la basse temperature atmosphérique, et plusieurs ont eu le choléra. Ainsi les refroidissements, qui à toute époque auraient developpé une pneumonie une pleuresie un rhumatisme, à cette époque épidémique devenaient la cause occasionnelle d'une attaque plus ou moins forte de la maladie reguante.

§ 7. Constitution individuelle ; maladies
—âge— sèxe.

A part les âges extrêmes de la vie (enfance et vieillesse) les victimes du choléra ont été en général choisies parmis ceux d'une santé florissante et d'une constitution forte : ainsi Céphalonie à cette doulcureuse époque perdit un grand nombre de ses marins et agriculteurs.

Plusieurs atteints de maladies chroniques ont succombé par le choléra. Au début de l'épidémie nous avons vu une dyssenterie passer en diarrhée cholérique et au colera.

Sur 1858, qui est le nombre total des cholériques, le sèxe masculin comple 964 et 894 femmes.

A Argostoli	230	hommes	205	femmes
à Lixuri	396	»	423	»
à Thinée	137	»	109	»
à Potamiana	63	»	77	»
à Thalamiés	22	»	6	»
à Livatho	78	»	36	»
à Icossimia	4	»	1	»
à Coronus	—	»	2	»
à Pyllaros	21	»	22	»
à Samos	6	»	2	»
à Erysso	7	»	7	»
à Pyrgi	2	»	2	»

Le nombre des cholériques dont l'âge a été noté monte à 1835 de ceux-ci 135 appartiennent à l'âge entre la première et la cinquième année, de ce nombre 83 morts.

219	entre 6 et 15 ans	dont	120	morts
542	» 16 à 30	» »	237	»
544	» 31 à 50	» »	265	»
178	» 51 à 60	» »	99	»
217	» 61 ans et audessus		162	»

Avant la première année nous n'avons pas observé le choléra, et de la première à la seconde rarement.

§ 8. Influence de la gestation.

Nous n'avons pu observer qu'un petit nombre de choléri-ques en état de grossesse. Le foetus de celles à période avancée de la gestation a continné à être vivant aux pre-mières heures de l'atteinte cholérique ; à mesure que la pé-riode algide avancait, les mouvements du foetus et les bruits de son cœur devenaient imperceptibles.

Trois de nos enceintes cholériques sont mortes à la pé-riode algide. Leur foetus cessa de donner signes de vie pen-dant que la mère luttait encore avec la mort. Trois autres passèrent à l'état typhoïde, l'avortement a eu lieu, et les mères n'ont pas échappé à la mort. Une seule enceinte de six mois, survécut au choléra et aux suites de l'avortement.

Nous avons soigné trois femmes à une période peu avan-cée de leur grossesse. L'une de 3 mois, l'autre de quatre et la dernière de deux seulement. Chez les deux prémières l'avortement a eu lieu pendant la réaction, leur mort arriva ensuite. La dernière et la seule privilegiée arriva à la con-valescence sans avortement, mais notons le de suite que chez cette jeune et forte Maltaise l'état algide n'a été que de courte durée.

Ces faits à la verité peu nombreux demontrent la facheuse influence du choléra sur la mère et le foetus.

§ 9. Peur ; Peines morales.

La peur et les peines morales ont une triste influence sur la marche et le prognostic de la maladie qui nous occupe ; maintes fois nous avons vu des cas légers devenir graves et mortels chez les personnes peureuses, decouragées et aneantis par des peines morales. En pareilles occasions rélèver l'état moral des malades, leur faire entrevoir l'éspoir et la guerison, telle était l'indication la plus efficace. Mais si la peur aggrave l'état du patient à maladie developpée, est-elle puissante pour devenir cause occasionnelle des at-taques cholériques ?

A Céphalonie la classe des peureux était assez nombreuse, et le choléra, à part quelque rare exception, ne les a nullement visités : ceux-ci pour tout le temps de l'épidémie, ont strictement suivi les régles hygiéniques. Le choléra au contraire a frappé sans pitié la classe des incredules, et courageux au point, de porter un defi à la maladie par des excés en tout genre.

§ 10. Contagion. Quarantaines.

A Céphalonie quelques uns des confrères se sont déclarés contagionistes à priori ; quelques autres se sont faits partisans de cette idée s'appuyant sur quelques cas de succession d'attaques cholériques dans une même famille.

Cette idée de la contagion prit naissance et racine à Lixuri. Les habitants de cette ville étaient déjà imbus de cette idée quand le choléra éclatà chez eux. Le devoir les liens de famille, l'amitié, la pitié, tout restait muet devant l'idée de la mort. Maintes fois dans les maisons nous n'avons trouvé que les seuls cholériques dont la faible voix se faisait entendre pour nous démander de l'eau à étancher leur soif ; d'autres fois nous n'y avons trouvé que des morts. Quelques uns ont déposé la clef de leur maison chez le comissaire de police, l'avertissant qu'il y avait un où plusieurs cadavres cholériques.

A Lixuri cette idée de la contagion, et par suite l'abandon des malades coincidà avec une immense mortalité. A Argostoli au contraire ou cette idée n'a été nullement *favorite*, la mortalité a été moindre.

En temps donc d'épidémie cholérique, faire croire que cette maladie est contagieuse, c'est vouloir du fait la rendre plus meurtrière ; c'est pousser la société à des actes qui dechirent le cœur et degradent l'humanité.

S'il y a une maladie chez la quelle les prompts secours de nos semblables sont bien plus utiles que nos moyens pharmaceutiques, certes c'est le choléra. L'idée de la contagion éloigne de pareils secours, indispensables au salut des cholériques.

Mais au fait cette contagion est-elle reelle ?

Nous avons vu souvent de nombreuses familles rester intactes après avoir soigné avec un grand devouement un ou deux de leurs membres atteints et parfois morts de cette maladie. Nous avons vu des mères cholériques qui n'ont pas comuniqué la maladie à leurs nourrissons.

A Argostoli où l'idée de la contagion n'a pas été en vogue, les communications avec les cholériques étaient bien multiples, et ici l'extention cholérique a été moindre que celle, à Lixuri où les habitans fuyaient les malades.

A Livathó les cholériques ont été toujours entourés par des parents et amis, qui n'ont point eu le choléra.

Les infirmiers de l'hôpital et ceux qui portaient les cadavres à la sepulture ont passé toute l'épidémie sans en être malades.

Deux honorables et dignes confrères bien avancès en âge. Les Docteurs Assanis et Panàs ont été victimes du mal ; Tous les autres confrères ont traversé cette rude époque sans en être serieusement atteints.

L'idée de l'importation a eu une grande vogue chez nous; plusieurs avaient la croyance que le choléra nous est venu de Malte par l'arrivée à Céphalonie d'un régiment Anglais. D'après les renseignements que nous avons eu, l'arrivée de soldats anglais à cette époque est tout à fait imaginaire.

D'autres repandaient le bruit que le choléra arrivà chez nous par les paquebôts anglais, qui touchent Malte, Céphalonie, Zante et Corfou. Notons le de suite que les provenances de Malte étaient mises en quarantaine chez nous comme aussi à Zante et à Corfou. S'il faut croire à importation, il faut dire alors, que le choléra entrà chez nous en depit des précautions sanitaires ; ce qui n'a pas fait pour Zante et Corfou.

D'autres ont cru à l'importation par les battéaux marchands arrivant de Malte, la quelle était sous le fleau cholérique.

D'après les informations que jè tiens de mon ami G. Dracopoulos chef au bùrreau sanitaire, les quatre battéaux marchants qui nous sont arrivés de Malte en date 10, 23 juillet, 3 et 7 août, ils ont faits tous une quarantaine de dix jours à compter du jour de leur arrivée au port de Céphalonie.

Si l'importation a été faite, il faut dire que la police sanitaire chez nous a été insuffisante.

A Céphalonie nous n'avons pas eu de cordons sanitaires, les communications ont été libres partout, neanmoins il y eût des localités privilegiées pour l'immunité à la maladie, d'autres pour le peu de sa généralisation, et d'autres enfin pour la graviré et le meurtrier du mal ; dans ce dernier cas est la ville de Lixuri, où le premier cas de mort a été noté chez une femme venue d'Argostoli atteinte de choléra. Après l'arrivée et la mort de cette femme ils se sont succedés quelques autres dans le voisinage, et bientôt la généralisation du fleau dans certains quartiers lointains.

Ce fait de coincidence et succession ne doit pas être mis de coté, car dans les sciences d'observation il faut tenir toujours en bonne note tout ce qui parait en condratiction à nos idées. Les autres îles Ioniennes et le Royaume de la Grèce à cette époque ont établi de fortes et sevères quarantaines pour les provenances de Céphalonie. Tous nos voisins ont échappé au fleau. Faut-il atribuer celà aux mesures sanitaires ? Nous ne le croyons pas ; car chez nous, sur le même territoire cholérique certains villages, sans les cordons sanitaires, et en pleine communication avec les lieux cholériques, ils n'ont eu que la cholérine, la quelle a été aussi générale à Ithaque, Zante et dans d'autres pays voisins de nous ; c'est à dire ils ont eu le choléra en petit, le choléra embryonaire.

Notons encore ce fait digne de remarque, que les quarantaines mises chez nos voisins, n'ont été réalisées que plusieurs jours après l'apparition du choléra à Céphalonie, jusqu'alors, nous cholériques nous étions en frequente et complète communication, sans leur porter le mal dont ils avaient tant peur ! celle-ci arrivait à tel point que les hospitaliers habitants de Zante, ont refusé un asyle aux fuyards de choléra.

A l'île de Paxo un batteau venant de Céphalonie, n'a pu debarquer les passagers, qu'après l'intervation des autorités.

Un batteau turc avec des passagers, de Céphalonie se dirrigeait pour Corfou ; en route, dans ce batteau il y eût un mort de choléra : Ce battiment a été renvoyé du port de Corfou.

À cette malheurense époque l'île de Céphalonie isolée a eu à souffrir non seulement le fleau, mais aussi la privation des vivres d'une bonne qualité, et de quelques moyens thérapeutiques, en effet nous avons eu, entre autres, une grande penurie de sangsues.

Avant de terminer ce long chapitre sur l'étiologie notons encore une fois, que la cause prochaine intime de la maladie nous échappe. A cet égard bien des hypothéses, plus ou mois ingenieuses ont été mises en avant, car souvent nous masquons nôtre ignorance par une hypothése ; celle-ci calme l'esprit que l'inconu tourmente, mais il n'est pas moins vrai, qu'une hypothése ne soit un inconu sous une autre forme.

CHAPITRE VII

MOYENS PROPHYTACTIQUES

L'éloignement du lieu cholérique est un moyen qui ne manque jamais son effet salutaire preservatif.

Au début de l'épidémie cholérique en Argostoli bien des familles quittant leurs maisons, cherchèrent un asyle dans les villages, à Lixuri, en Grèce, à Paxo et à d'autres îles voisines de nous.

Quant l'épidémie a fait son apparition à Lixuri plusieurs habitants se sont dispersés dans les villages, à Argostoli et à Livadi, lieu par excellence marrecageux. A part une seule exception, tous nos émigrés n'ont été nullement atteints par le mal. Quelques uns m'ont affirmé à leur retour, qu'a mesure qu'ils s'éloignaient du lieu cholérique, ils régagnaient le bien être de leur santé.

L'habitation dans une maison bien aerée, eclairée, propre et non humide, située dans un quartier hygiénique, est une condition très utile à éloigner le choléra : ainsi il faut mettre un soin tout particulier pendant les épidémies cholériques à rendre les localités et les maisons plus hygiéniques. La diminution de l'encombrement, le blanchissage des maisons, le nettoyage des rues, les aspertions chlorurées sont des moyens d'une officacité non indifférente.

Le régime tient la première place. Il faut d'abord éviter l'abus des boissons alcooliques surtout l'ivrognerie, comme aussi de trop charger l'éstomac de matières alimentaires ; eviter les ragoux de toute espèce, la charcuterie en général, les frommages ; les oeufs durs ; les poissons gras et salés ; les légumes frais ou secs, les herbages, les fruits et en général tous les alimens d'une digestion difficile.

Pour nourriture il faut faire usage de bons potages au riz, de soupes au bouillon de boeuf poivré ; de viandes de boeuf, de mouton, de veau, la volaille, tout célà plutôt rotis que bouillis. Pour boisson le thé, le câfé, la menthe, la camömille et le bon vin vieux coupé ou non avec de l'eau.

Bien des personnes chez nous, comme moyen prophylactique ne buvaient jamais d'eau pure, mais associé avec le cognac où le vin. L'eau coupée avec un peu de bon vin n'est pas mauvaise, sous condition de ne pas en abuser.

Une bonne temperature du corp et surtout l'état d'une légére moiteur, sont deux conditions préservatives contre les atteintes cholériques : ainsi la flanelle sur le ventre et en général les vétéments en laine sont très-utiles.

En temps d'épidémie cholérique il faut raccomander aux habitants d'éviter l'influence des intempéries atmosphériques, et de ne pas sortir de chez eux avant la levée du soleil, et de rentrer à leurs foyers de bonne heure, afin d'éviter l'influence facheuse de la nuit qui a le triste privilége d'être riche en attaques cholériques.

L'observation attentive de l'épidémie à Céphalonie nous a

donné la preuve la plus évidente, que les fidèles, aux presciptions preservatives, ont généralement échappé au fleau; les exceptions n'ont été que bien rares. Les pauvres ne sont nullement en état de suivre cette route de leur salût faute de moyens. La philanthropie des classes aisées et le gouvernement doit leur venir en aide : ce qui a été fait en effet pour les pauvres des endroits cholériqués. La municipalité fournissait le pain et parfois la viande. La classe aisée se distingua en secours et la main généreuse de nos voisins est venue aussi en aide de nos pauvres.

Les discutions médicales, qui souvent ne sont qu'un second fléau, ont retardé un peu la publication d'une instruction au peuple. Ce retard a été causé par le doute qui planait sur l'esprit de certains confrères sur la réalité du choléra.

Avant de quitter ce sujet disons un mot sur le pretendu specifique, qui a eu une grande vogue, le sulfate de quinine. Sa gloire a été grande mais ephémére. Il devint le medicament populaire, chacun avait sa provision associé avec un peu d'extrait Thébaique. Nous avons soigné bien des cholériques parmi les personnes qui faisaient journellement usage de ce pretendu specifique, entr'autres notre confrère le Dr D. Dallaporta. Quelques personnes m'ont assuré que sous l'influence des pilules du sulfate de quinine associé à l'extrait Thébaique, ont eu une amelioration des phénomènes intestinaux et de la diarrhée; ce quoi est facile à comprendre par la préparation opiacée contenue dans ces pilules.

CHAPITRE VIII.

MOYENS THÉRAPEUTIQUES.

L'histoire de la science nous a conservé la grande liste des remédes, qui ont été préconisés contre le choléra, et dont quelques uns ont eu l'éphémère gloire de passer comme des spécifiques. Chaque épidémie a eu quelque nouvelle découverte d'un anticholérique ; cette honneur a été donnée chez nous au sulfate de quinine d'abord, et ensuite à la décoction de baies du sapin ; sur ce dernier on a créé la fable que la Ste Viergé a fait la révélation en songe à un jeune homme atteint du choléra.

Mais laissons là ces pretendus specifiques qui ne font que le vol du fils d'Icare pour parler de tout ce que l'observation éclairée a pu reconnaître utile en pareille maladie, qui inconue dans sa nature intime, ne presente devant nous que la lumière superficielle de sa marche et de ces symptômes, contre les quels nous sommes forcés à opposer nos moyens thérapeutiques.

§ 1. Cholérine.

Une diète plus on moins sevère, quelques frictons sèches sur le ventre, la chaleur du Lit ou bien un exercice moderé pour provoquer la sueur, le thé de menthe, quelques cuillerées des eaux aromatiques (menthe, cédrat, cannelle) edulcorées avec la liqueur Alkermes, et Laudanisées, sont les moyens dont l'experience nous a démontré l'efficacité. Quand les phénomènes de cholérine ont été plus intenses, nous avons employé avec avantage des pilules de beure de noix muscade avec l'extrait thébaique.

Sur le ventre un emplâtre de thériaque avec le beure de noix muscade nous a paru bien utile, comme aussi les layements d'eau de riz laudanisés.

Quelques-uns des confrères ont eu des avantages par les sinapismes et les emplâtres de terébentine, appliqués sur le ventre.

§ 2. Période algide.

Cette période reclame les soins les plus assidus. Malheur au malade, qui serieusement atteint par le choléra n'a pas à coté de lui des personnes devouées pour lui prodiguer des secours.

L'état glacial, l'arrêt complet de la circulation, le collapsus sont très voisins de la mort; et dans cet état les médicaments ne s'absorbent pas.

Conserver la circulation quand celle-ci existe encore; la faire venir plus manifeste quand elle est faible, ou à peine perceptible; la faire revivre quand elle est déjà arrétée, voilà tout ce qui est indispensable à obtenir pour le salut du malade; c'est à ce but que le medecin doit surtout diriger son action.

Les frictions sèches avec des flanelles chaudes, ou bien des frictions stimulentes avec l'eau-de-vie camphré, continuées sans interruption et pour long temps, sont grandement utiles pour le retablissement de la circulation periphérique. Ces frictions doivent être faites sur les membres, la colonne vertebrale et tout le corp d'une manière douce et légére pour eviter les écorchures et la douleur. (1)

Il est d'une haute necessité de conserver une temperature élevée autour du corp des cholériques, par des corps échauffés, ou avec l'eau chaude. Le bain chaud, que nous avons employé quelque fois nous a paru utile.

Pour boisson nous avons prescrit aux malades l'eau froide, le bouillon froid et la limonade; celle-ci a été la mieux tolerée par les malades et prise avec plus de plaisir.

L'opium, le sousnitrate de Bismuth et les eaux aromatiques ont été les medicaments administrés à l'interieur.

(1) Quelques choleriques à la suite des frictions mal faites ont eu des écorchures sur les membres, et ensuite des eruptions d'ecthyma.

Les fortes infusions de café et thé ne sont pas sans quelque utilité.

Nous n'avons donné le vin généreux que dans l'état algide très prononcé.

Il nous a paru que l'abus des excitants predisposait à une réaction forte, aux graves complications encéphaliques et au prompt passage à l'état typhoïde.

En général dans l'emploi des medicaments le médecin ne doit pas oublier que pendant la période algide, ces substances non vomies, s'accumulent dans la cavité des organes digestifs, et ne sont absorbées que quand la réaction arrive.

Les sangsues et les ventouses scarifiées à la region épigastrique vers le début du mal m'ont paru de quelque utilité. Quand à la saignée générale je n'ai pas vu assez, pour juger de ses effets.

A la période asphyxique avancée, avec apparât de stase veineuse vers les organes encephaliques, les applications des sangsues aux apophyses mastoides ont été d'une grande utilité.

Les sinapismes et les grands vesicatories pendant la période algide n'ont pas été sans quelque utilité.

§ 3. Période de réaction. Complications.

A cette période il faut suspendre l'administration des excitants et après un examen attentif dirriger un traitement approprié contre les organes qui ont eu pendant la période cholérique la stase veineuse la plus prononcée.

La saignée générale a été utile quand la réaction apparaissait forte avec pouls frequent et dur: ce qui a été assez rare.

Les saignées locales, surtout par les sangsues, ont été d'une grande utilité, avec les vesicatoires et les preparations stibiées dans les complications phlogistiques des organes respiratoires.

Les complications gastrointestinales sont avantageusement combattues par quelque saignée locale, par les boissons acidules, la diéte, les cataplasmes sur le ventre et les lavements.

Les applications de sangsues repetées, les vesicatoires le calomèle, ont été employés contre les complications encéphaliques, mais le plus souvent inutilement.

Contre l'état typhoïde, un regime approprié, les boissons acidules, gommeuses parfois clorurées, les vesicatoires, les lavements.

Contre le hoquet fatiguant nous avons appliqué avec grand avantage le vesicatoire supoudré de chlorhydrate de morphine.

A la longue convalescence cholérique, les soins hygiéniques et un bon regime ont été les plus surs moyens à mettre les patients dans une bonne voie pour la guerison complète.

CORFOU ce Juin 1851.

De la Diphthérite observée à Thinée en juin et juillet 1850.

Les amygdalites franchement inflammatoires ont pris naissance à Céphalonie d'une manière sporadique des le commencement de l'année 1850 : Celles-ci généralisées dans les villages de Livathó ont envahi ensuite ceux de Thinée. Dans ces derniers villages pendant les deux mois les plus chauds de l'année juin et juillet, ces angines devennues épidémiques ont pris la forme diphthéritique, la quelle grave et meurtrière, a fait de nombreuses victimes sans dépasser le territoire de Thinée. A cette épidémie un autre fléau succéda, qui a porté la desolation dans cette malheureuse île de Céphalonie : ce fut le choléra. C'est la diphthérite de Thinée qui fera le sujet de ce travail, dans le quel nous mettrons en contribution ce que nous avons pu voir sans le secours du scalpel anatomique car l'ignorance et la superstition de nos paysans nous a mis toujours un obstacle insurmontable pour les sections cadaveriques.

Cette maladie qui dans ces derniers temps a pris une grande extension, n'est pas nouvelle, car chez les anciens nous trouvons des descriptions qui lui ressemblent : ce sont celles de l'Ulcère Syriaque ; Égyptien (Arétée), et plus tard celles de l'angine maligne, gangreneuse ;

Brettoneau à qui nous devons les recherces les plus interessantes sur une pareille matière, leurs a imposé le nom de diphthéritiques.

A Thinée cette maladie a commencé d'une manière insidieuse et sporadique d'abord, et après avoir fait quelques victimes chez les enfants, eveillà enfin l'attention des paysans pour venir chercher en ville l'avis des hommes de l'art.

Ce fut ainsi, qu'un malheureux père après avoir perdu une fille de dix ans est venu reclamer mon assistance pour trois autres enfants, qu'il avait gravement malades. En effet le 29 juin 1850 ayant visité au village Kardacata (Thinée) ces trois enfants, j'ai trouvéles deux agonisants, et le troisième, de onze ans, atteints d'angine pseudomembraneuse. Ce même jour j'ai vu quelques autres enfants pris de la maladie en question, et ceux-ci, en général chez des familles paysannes, qui deploraient la perte de quelque autre enfant ayant presenté les mêmes phénomènes d'angine diphthéritique.

A ces villages de Thinée, étant éloignés de la ville de plus de trois heures, traversant la mer et montant ensuite par des mauvais chemins sur des collines piereuses, je n'ai pu faire d'autre excursion, mais tous les jours je voyais à ma consultation les pauvres malades, arrivant de leurs villages en ville pour reclamer des secours, et célà par le manque de medecins dans la territoire de Thinée.

Le nombre des malades que j'ai vu à ma consultation, arrive à plus de 60, mais ce nombre est assez inferieur à la realité.

S'il faut croire aux paysans la mortalité a été bien grande; à leur dire, au seul village Petricata dont le nombre des habitans arrive à . . . . . ., on compte plus de 40 victimes.

Pour les autres villages Kardacata, Risa etc. le nombre des victimes se dit bien grand.

Nous ne garantissons pas le fait : car chez nos paysans l'éxageration est habituelle. A part célà dans les grandes calamités, la memoire va souvent plus loin de la verité numérique.

CHAPITRE Ier

DEBUT - SYMPTOMES - DIAGNOSTIC.

Dans la majorité de cas les premiers phénomènes qui ont annoncé la maladie ont été, une gène plus ou moins notable à la déglutition, l'engorgement des ganglions sous-maxillaires, et une douleur peu marquée au cou agmentant pendant l'acte de la deglutition. Cette douleur a été toujours accusée par les malades d'un certain âgé. Chez les enfants à la mammelle, l'allaitement devenait difficile.

Dans certains cas, les plus nombreux, ces phénomènes locaux étaient accompagnés d'une plus on moins forte augmentation de la temperature, avec sécheresse à la peau et fréquence du pouls. Ce mouvement febril était fort chez les uns, leger chez les autres, et parfois nul sans qu'il soit l'indice de la gravité ou non de l'affection. Il y eut des malades dont l'affection devint grave et mortelle, chez les quels la fièvre a été au début nulle ou peu intense, et par contre d'autres ont eu la maladie légère et benigne, avec un apparat febril intense au bébut.

Chez un très petit nombre, en âgé assez avancé, pour être en état de donner compte de ce qui leur arrivait, le mouvement febril succeda à un léger frisson, et le lendemain seulement ont eu à ce plaindre de la gène à la deglutition, après quoi le gonflement sous-maxillaire arrivà. Mais avant de terminer nous repetons encore qu'en régle générale les phénomènes locaux étaient ceux, qui premiers, donnaient l'eveil de l'existence de la maladie.

1°. Ganglions sous-maxillaires.

Ceux-ci plus ou moins volumineux et sensibles sous la pression, apparaissaient proéminents des deux cotés, ou bien d'un seul coté ; dans ce dernier cas l'engorgement externe correspondait à la tonsille malade. En cas de double engorgement inégal sous-maxillaire le plus prononcé correspondait toujours à la tonsille la plus anciennement et plus serieusement malade.

Avec la marche ascendante de la maladie l'engorgement sous-maxillaire devenait plus prononcé. Vers le terme fatal de la maladie tout le cou se goullait devenant comme œdemateux avec teinte livide par plaques. Cet état arrivait quand la gêne de la respiration était grande, et la vie compromise par asphyxie.

Avec l'amelioration de la maladie le gonflement sous-maxillaire marchait vers la resolution, deux fois seulement nous avons vu la supuration.

2°. Tousilles.—Voile du palais.—Pharynx.— Cavité buccale.

Les tonsilles ont été les premieres et les principalement affectées dans l'immensité des cas.

Au début du mal ces organes apparaissaient tumefiées, faisant saillie plus ou moins prononcée à l'ouverture de l'isthme du Gosier. D'ordinaire les deux tonsilles étaient prises en même temps ; parfois l'une après l'autre, ou bien une seule était la compromise pendant tout le cours de la maladie.

Tout à fait au début la couleur des tousilles était d'un rose-pâle, et leur aspéct, granuleux framboisé sans fausses membranes. Cet état n'a été que de courte durée, car dés le second jour les organes malades commencaient à se couvrir de pellicules pseudomembraneuses. Ces excudations suivaient certaines évolutions dant nous parlerons tout à l'heure. Après les prémiers jours, vers le 4e et 5e les tonsilles devenaient rouges et parfois livides. La muqueuse y apparaissait boursouflée et facilement saignante au moindre attouchement.

Sur 50 cas nous avons vu trois fois, d'une ou bien les deux tonsilles noirâtres endurçies, et mortifiées. Cette mortification sèche a été vue chez trois malades dont l'affection au moment de nôtre visite datait de plus d'un septénaire. L'élimination des portions mortifiées arriva ensuite.

Quand la guerison arrivait, les tonsilles, après la disparition complète des fausses membranes, rentraient petit à petit dans leur état physiologique par une marche graduelle et retrograde de leur engorgement. Nous n'avons point vu la supuration de ces organes.

Revenons aux fausses membranes qui est le caractère distinctif de l'affection qui nous occupe.

Un ou deux jours après l'engorgement tonsillaire fiamboisé, apparaissait sur la face interne de ces organes et bientôt par extention sur toute leur surface, une couche couenneuse mince, semitransparente, gélatiniforme, facile à enlever par petits lambeaux.

Ce rudiment de fausse membrane petit-à-petit prenait plus d'epaisseur et de consistance; ainsi formée la fausse membrane, était blanche, élastique, mais encore facile à être enlevée. Les lambeaux de ce tapis membraniforme presentaient une face inegale mamellonée, et une autre lisse, la première était celle en contact avec la tonsille dont elle representait la forme des proéminences et enfoncements de la surface de cet organe fullicolaire.

Vers le quatrième jour de la maladie les fausses membranes devenaient plus épaisses et adhérentes, avec couleur jaunâtre, une seule fois verdâtre.

Après le 5e jour et plus loin encore la cohésion de ce tapis membraneux diminuant petit-à-petit arrive au mollasse et à la difluence, avec la quelle, s'exhâle une odeur fetide, et l'arrière bouche reste remplie de matières pútrilagineuses visqueuses parfois rougeâtres ce qui porte un grand obstacle à l'accés de l'air. Dans cet état si on regarde de près les parties malades, celles-ci presentent un mauvais aspèct d'apparence Ulcereuse. Cette apparence vient en ce que, autour des fausses membranes grisâtres existe un boursouflement rouge livide des tissus.

Chez un petit nombre de malades, les fausses membranes ne sont pas arrivées à la diffluence, mais au contraire à la secheresse au dessechement, à la mommification. Dans ces cas leur couleur est sombre et la dessication par couches superposées. Il y avait là une espèce de stratification ; Cette forme nous l'avons trouvée trois fois sur 50 malades. La dureté et la tenacité de ces fausses membranes était telle qu'elles criaient sous le scalpel qui tachait de les enlever ou bien de les diviser.

Dans l'évolution de la maladie qui nous occupe, ce n'étaient pas seulement les tonsilles atteintes mais aussi les parties voisines. Ainsi la maladie gagnait le voile de palais le pharynx, la cavité buccale le nez etc.

Sur la surface muqueuse de ces organes après une rougeur plus on moins marquée et de courte durée, la secretion diphthéritique arrivait pour les tapisser d'une couche mince semitransparente d'abord, ensuite plus épaisse, et plus tard mollasse putrilagineuse fetide.

Le plus souvent après les tonsilles, l'extension diphthéritique envahissait, les pilliers, la luette et en général tout le voile du palais ; ensuite le pharynx. Quelquefois nous avons constaté des fausses membranes sur l'épiglotte, et les phénomènes croupales avec asphyxie mortelle nous ont donné la presomption de l'envahissement du larynx: ce que nous n'avons pas pu constater matcriellement faute de necropsies.

La cavité buccale a presenté souvent des plaques pseudomembraneuses: celles-ci ont toujours tapissé les écorchures des lévres et celles de la bouche.

Une seule fois nous avons vu la maladie débutant par la cavité buccale et gagner ensuite les tonsilles, le pharynx et le larynx : ce fut chez l'enfant G. M. de Thinée. Celui-ci le 13 juillet presentait une fausse membrane à la parois droite interne de la bouche. Le 15 juillet les fausses membranes tapissaient déjà les tonsilles le pharynx et le larynx.

Les enfants chez les quels, par son extention la maladie envahissait le nez, presentaient, voix nasillarde, écoulement visco-sanguinolent par les narines, et les cavités nasales couvertes de fausses membranes.

Dans la marche de la diphthérite ce ne sont pas seulement les muqueuses qui sont envahiees, mais aussi la peau denudée de son épiderme: ainsi nous avons vu chez quelques malades la secretion plastique recouvrir les surfaces des vesicatoires.

L'enfant **V. V.** de Thinée a eu la surface de deux vesicatoires aux bras, couverte de fausses membranes et ensuite d'escharres gangreneuses.

L'enfant **C. V.** a eu aussi des fausses membranes sur la peau denudée de son épiderme à la suite de l'application d'un cataplasme très-chaud.

Pendant la marche retrograde de la maladie vers sa guerison, les fausses membranes mettent un temps plus ou moins long à disparaitre tout à fait. Étant enlevées par des moyens mecaniques, elles se régénérent promptement.

Dans leur régénération descendante, elles deviennent de plus en plus minces et moins étendues en surface, enfin elles disparaissent tout à fait, et les tissus muqueux restent encore pour quelques jours, rougeâtres et un peu boursonfflés.

3°. Sensibilité des organes malades.— Gène à la deglutition.

Les malades se plaignaient des le début de leur mal d'une légère douleur au cou, la quelle était augmentée pendant l'acte de la deglution. Celle-ci était genée et difficile surtout chez ceux chez les quels les deux tonsilles et le pharynx étaient malades, moins difficile et moins penible quand la maladie se bornait à une seule tonsille.

Chez les nourrissons l'allaitement parfois a été impratiquable et ces pauvres enfants refusaient le sein.

A maladie avancée la douleur perçue par les malades était presque nulle. Chez ceux-ci les cauterisations sur les parties malades étaient bien supportées et presque indolentes: ce qui fait croire que la sensibilité des parties était emoussée.

4°. Voies respiratoires. Asphyxie.

La voix a été chez tous nos malades plus ou moins rauque ; ce qui était dû à l'engorgement tonsillaire et au tapis plus ou moins epais ou mollasse, pseudomembraneux de l'arrière bouche.

Chez les malades chez les quels l'extention des fausses membranes evait frachi le larynx, il y avait aussi une toux metallique avec accès de dyspnée et respiration sifflante.

Tous nos malades qui ont eu l'extention au larynx n'ont pas tardé à succombé par l'asphyxie. Vers le terme fatale la toux devenait plus rare, et par suite il n'y avait pas moyen de faire sortir les matières filantes et les fausses membranes qui opposaient l'obstacle à l'accès de l'air dans les organes respiratoirs.

La tracheotamie qui pourrait dans ces cas rendre quelque service, elle n'a jamais été pratiquée, par le refus net et positif des parents à une telle opération (1). Sur 50 cas nous avons vu dix fois l'extension aux voix respiratoires, et pas un de ces malades n'a échapné à la mort.

5° Phénomènes généraux.

Chez certains de nos malades l'affection a débuté par une fièvre forte ; Pouls frequent, rarement dur et plein ; Chaleur de la peau élevée ; inquietude ; etc. Ce début avec état febril prononcé coincidait avec la diphthérite envahissant les deux tonsilles : ce n'a pas été toujours de même pour les malades dont l'affection restait localisée d'un seul coté : ceux-ci souvent ont été apyretiques ou bien avec fièvre péu prononcée.

Chez certains enfants les phénomènes de leur maladie

(1) Depuis trois ans que j'exerce la medecine à Céphalonie, la tracheotomie n'a été pratiquée qu'une seule fois chez une jeune fille de 20 ans attéinte de Croup en 1848. L'operation refusée d'abord elle n'a été reclamée que bien tard, la malade succomba, et l'operateur le Dr M. Caritato a été alors bien injustement calomnié par les ignorants.

étaient si peu prononcés, qu'ils ne s'abstenaient pas de leurs jeux infantils ;

Chez certains autres avec la fièvre forte il y avait aussi inappetence, inquietude état maussade, et chez les très jeunes un assoupissement plus ou moins prononcé.

A période avancée de la maladie il y avait toujours de la fièvre, et quand les fausses membranes arrivaient à l'état de mollesse et diffluence putrilagineuse, alors le pouls devenait frequent petit filiforme ; assoupissement plus ou moins profond ; haleine fetide ; avec cet état les malades marchaient vers le terme fatal, présentant aux dernières heures de leur vie l'état suivant:

Face bouffie bleuâtre ; lèvres livides ; cou gouflé livide par places, et œdemateux ; la bouche pleine de matières putrilagineuses fetides ; les extremités froides et livides ; respiration génée sifflante ; état commataux.

CHAPITRE II.

EXTENSION ; COMPLICATIONS ; PROGNOSTIC ;

A part l'extension de la maladie, au voile de palais, le pharynx, le larynx, la cavité buccale, les fosses nasales dont nous avons parlé, nous avons observé une seule fois, une irradiation à la trompe d'eustache chez une jeune femme, M. chez celle-ci la maladie à été accompagnée par une forté douleur à l'oreille, avec diminution de l'audition.

Une seule fois nous avons observé une bronchite simple compliquant la diphthérite, la première cèda promptement aux antiphlogistiques, et la seconde aux cauterisations repetées.

Parfois nous avons vu aussi un état saburral compliquant la maladie qui nous occupe.

Le prognostic a été toujours grave à maladie avancée; grave aussi quand la diphthérite occupait les deux tonsilles et les parties voisines.

La mort a été toujours le terme de la maladie envahissant les voix aeriénnes.

La mort n'a été que la rare exception chez les malades qui ont été traites convenablement des le début de leur mal, comme aussi chez ceux dont l'affection restà localisée à une seule tonsille.

Sur 50 malades, 17 traités des le début de leur mal ont tous gueri

7 traités

à une période plus on moins avancée de leur maladie, mais celle-ci localisée d'un seul coté, ont tous gueri

26 arrivés

avec diphthérite avancée double, et avec extension aux parties voisines, ont donné sept querisons et 19 morts.

CHAPITRE III.

MARCHE; DURÉE; RECIDIVES; CONVALESCENCE.

La marche de la maladie a été toujours très-aigue, surtout quand l'extention des fausses membranes arrivait vers les voies aeriénnes.

Dans les autres cas la maladie abandonnée à elle-même ou bien isuffisament traitée, elle a eu toujours une tendance à s'étendre et à s'agraver : ainsi les malades arrivaient vers un état typhoïde et à l'asphyxie du 6e à l' 8e jour de leur mal.

La durée de la maladie n'a pas été toujours égale : celle-ci a été courte chez ceux qui ont subi un traitement convenable des le début, et plus ou moins longue chez les autres qui n'ont reclamé les secours de l' art qu'a maladie avancée, ou bien qu'ils n'ont pas suivi une medication approprié.

En fait de recidives elles sont rares, sur 50 malades nous n'en avons observé qu'une seule fois.

La convalescence prompte chez ceux qui ont été traités des le début de leur mal ; Elle a été toujours plus ou moins tardive chez les autres. Chez ceux-ci la régénération pseudomembraneuse durait long temps ; les malades restaient faibles anémiques ; chez quelques-uns survînt une diarrée abondante.

Souvent chez nos convalescents nous avons noté la voix rauque.

Chez le nommé D., enfant de 11 ans la durée de la diphthérite a été longue et penible. Arrivé à la convalescence cet enfant était anémique faible amaigri : Après quarante jours l'enfant vint chez moi pour une tumeur qu' il avait à la région sous-maxillaire droite.

A ma visite l'enfant présentait l' état suivant :

Maigieur extrème ; anémie ; faiblesse marquée ; tumeur supurée à la region sous-maxillaire droite ; point de fausses membranes aux tonsilles ni aux parties voisines. La voix est nasillarde ; à la déglutition les liquides passent par le nez ; les alimens solides traversent bien les voies naturelles.

CHAPITRE IV.

ETIOLOGIE.

L'épidémie diphthéritique eclatà à Thinée à la saison des grandes chaleurs de l'été (juin juillet). Pendant ces deux mois il y avait une grande et prolongèe secheresse.

Contagion. Le plus souvent nous avons vu des atteintes successives dans la même famille : ce qui demontre le caractère contagieux de la maladie, pour célà il est toujours prudent d'isoler les atteints d'une pareille affection.

Ages. L'enfance a été l'âge de la vie qui predisposait à la maladie. Sur 44, six avaient l'âge d'un à 2 ans
           14 de 3 à 5
           18 de 6 à 10
           5 de 11 à 12 et
           1 femme de 19 ans
          ___
           44

Constitution, sexe. Bonne ou mauvaise constitution et les deux sexes également n'ont point échappé à la maladie.

Ecarts de regime. Nous n' avons rien pu osberver de constant pour dönner quelque valeur étiologique aux écarts de regime.

CHAPITRE V.

TRAITEMENT.

Les saignées locales et générales et les cataplasmes autour du cou ont été largement préconisés par les parents des malades avant de reclamer l'avis de quelque médecin.

Presque tous les malades que nous avons vus avaient suivi un pareil traitement chez eux, et leur maladie ne persistait pas moins.

Les saignées locales moderées et au début de la maladie peuvent être de quelque utilité, mais à elles seules sont inefficaces à entraver la marche de la maladie. Ce que nous disons de la saignée au début ne s'applique pas à la maladie avancée, dans ce dernier cas, ce moyen, non seulement nous l'avons vu inefficace, mais nuisible.

Le moyen qui dans la maladie qui nous occupe joue un rôle très salutaire, est celui des cauterisations locales.

Quand au début du mal la fièvre a été forte et le gonflement sous-maxillaire très prononcé et douleureux, alors nous nous sommes trouvés bien, d'une à deux petites saignées locales, avec cataplasmes emollients et des cauterisations sur les points pseudomembraneux.

Nous avons pratiqué les cauterisations avec l'acide nitrique dilué dans une plus ou moindre quantité d'eau distillée. Une partie d'acide sur 7; 6: 5: 4 et parfois 3 parties d'eau. Le liquide le plus dilué a été employé dans les cas légers et quand les fausses membranes apparaissaient minces, le plus concentré dans les cas graves et quand les fausses membranes étaient épaisses.

Le nombre des cauterisations a varié de 6 à deux dans les 24 heures. Les plus nombreuses cauterisations étaient

pratiquées à maladie avancée et quand les fausses membranes étaient très épaisses ou diffluentes.

Avec les cauterisations nous avons associé parfois les in-
soufflations d'alum ; les gargarismes aluminés et avec la
décoction des feuilles de noyer ; les boissons rafraichissan-
tes, et les onctions mercurielles autour du cou.

De tout cet arsenal thérapeutique les cautérisations ont
ont été celles qui nous ont paru avoir une efficacité réelle
et incontestable.

Dans les périodes ultimes de la maladie les cauterisations
ne paraissaient pas provoquer de la douleur chez les malades : Ce n'était pas de même aux périodes peu avancées du
mal ; Ainsi les premiers ordinairement n'opposaient aucune
resistance à cette pratique à la quelle nous avons trouvé
une plus ou moindre grande aversion chez les seconds.

Avec la répétition des cautérisations la fetidité de l'haleine diminuait et disparaisait ensuite ; les fausses membranes devenaient moins abontantes plus minces et petit à
petit leur régéneration arrivait à son terme, après une durée
de six a 15 jours.

Chez les petits enfants nous avons administré l'ippeca-
cuanha à dose vomitive, afin de debarasser les malades de
l'accumulation des matrières filantes visqueuses.

Chez les convalescens nous avons preconisé avec grand
avantaque les toniques et les ferrugineux.

Quand au regine il a été sevère au début quand le fièvre
était forte ; Les bouillons et les potages étaient permis ensuite, et bientôt une rouriture plus substantielle.

CÉPHALONIE, août 1850.